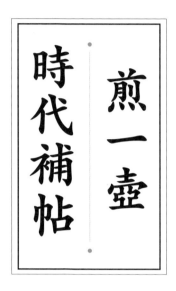

煎一壺
時代補帖

高雄30家
老中藥房的故事祕方

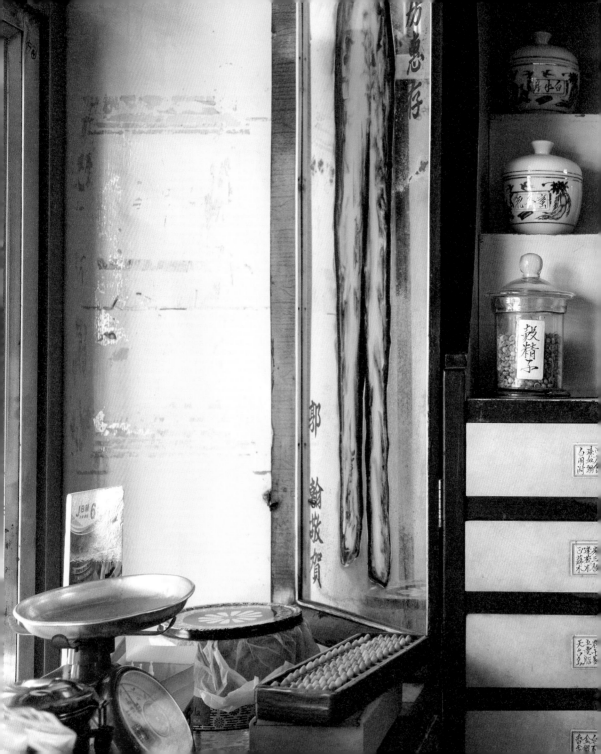

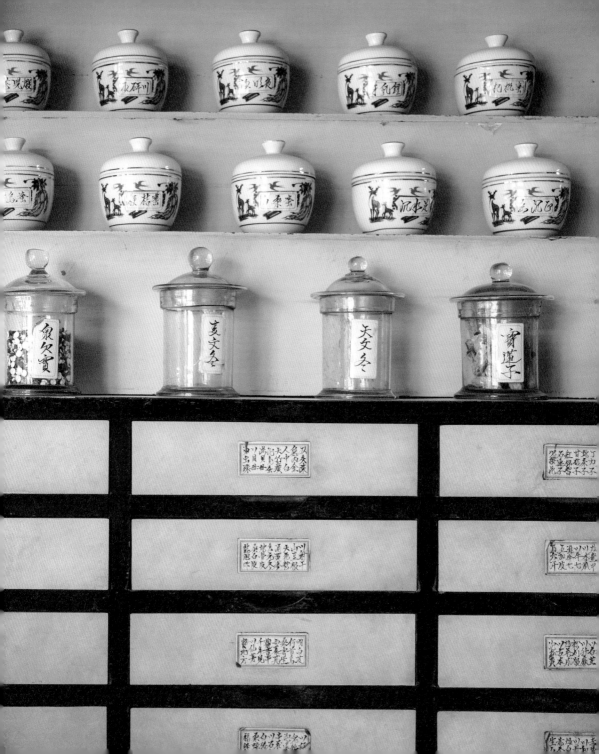

目錄 CONTENTS

012 ——— **局長序** 在芬芳中抓取時代故事，滋補身體與節令的地方人情

014 ——— **總導讀** 伴生老、守城鄉、覓創新的漢方中藥房　　撰文◎蘇福男

016 ——— **總地圖 × 四時養生指南** 跟隨神農氏的腳步，探訪高雄 30 家中藥房

▲ 入山林 旗山、美濃、茂林、六龜、杉林、內門

018 ——— 山線導讀：山野是藥房，環抱著眷顧　　撰文◎林芷琪

022 ——— 旗山｜乾元藥行　　**美味先決：品質好，自然好吃效果好**　　撰文◎林芷琪、攝影◎鍾舜文

027 ——— 美濃｜丁坤堂中藥房　　**草本同家，漢藥材轉型多肉植物新風貌**　　撰文◎朱珮甄、攝影◎李阿明

032 ——— 茂林｜瑪吉姆姆　　**以原生藥草植物，傳遞南麓的芬芳**　　撰文◎儲玉玲、攝影◎余嘉榮

038 ——— 六龜｜神農宮　　**滿山無數藥草，承神明旨意治百病**　　撰文◎蘇福男、攝影◎余嘉榮

044 ——— 六龜｜太和堂藥房　　**細心、關心也安心的帖方**　　撰文◎江舟航、攝影◎鍾舜文

049 ——— 杉林｜大野山雞　　**顧肝顧胃顧筋骨，藥草養雞人養生**　　撰文◎謝欣珈、攝影◎鍾舜文

054 ——— 內門｜永安藥行　　**替地方人養生、為辦桌師傅抓香**　　撰文◎林佩穎、攝影◎鍾舜文

058 ——— 創生記：把山間滿溢的藥草泉源，打包、濃縮後滋養各地的人

≋ 倚海生

茄萣、永安、梓官、左營、鹽埕、
旗津、前金、苓雅、前鎮、小港、林園

060 —— 海線導讀：臨海與港，以人情的溫火慢燉滋養　　撰文◎曾愉芬

064 —— 茄萣｜德興堂中藥房　　二代藥人用心守護海口人　　撰文◎羅　莎、攝影◎鍾舜文

070 —— 永安｜良昌中藥房　　走向中藥白蝦的機緣旅程　　撰文◎林芷琪、攝影◎盧昱瑞

075 —— 梓官｜一凡堂中藥房　　海與藥方皆恆久不變　　撰文◎謝沛瑩、攝影◎余嘉榮

080 —— 左營｜正信堂國藥號　　順應時代，開展百年漢藥文化　　撰文◎朱珮甄、攝影◎鍾舜文

085 —— 鹽埕｜春發中藥行　　溪流上的百年蔘藥之家　　撰文◎楊路得、攝影◎鍾舜文

090 —— 旗津｜茂生中藥房　　清晨六點就開的市場藥房　　撰文◎羅　莎、攝影◎李阿明

094 —— 前金｜永興中藥行　　幫老藥草找回遺失的時尚味道　　撰文◎楊路得、攝影◎鍾舜文

100 —— 苓雅｜仁德藥舖　　堅硬如石的烏心藥櫥，見證時代的韌性　　撰文◎謝沛瑩、攝影◎鍾舜文

104 —— 前鎮｜義和堂中藥行　　裹上甘草粉的溫柔日常　　撰文◎謝沛瑩、攝影◎李阿明

108 —— 前鎮｜回春青草茶　　珍藏家族記憶的草藥博物館　　撰文◎曾愉芬、攝影◎盧昱瑞

113 —— 小港｜裕峰中藥房　　來自紅毛港的港邊中藥行　　撰文◎林佩穎、攝影◎盧昱瑞

118 —— 林園｜益善堂藥舖　　廣結善緣、人情牽成的中醫藥之道　　撰文◎謝沛瑩、攝影◎鍾舜文

122 —— 創生記：為繁忙上班族提出更便於品飲的養生新解

貫縱通 湖內、岡山、橋頭、大社、楠梓、仁武、三民、鳳山、大寮

124 ── 縱貫線導讀：與聚落長伴，養生保健、傳承古老智慧　撰文◎ 林芷琪、曾愉芬

128 ── 湖內｜櫻生中藥舖　藏在藥櫥中的鄉野傳奇與人生故事　撰文◎謝沛瑩、攝影◎鍾舜文

133 ── 岡山｜和春藥行　開錢街上的三代古厝中藥行　撰文◎蘇福男、攝影◎盧昱瑞

140── 岡山｜玉蓮青草藥店　草藥青與頭花紅　撰文◎謝沛瑩、攝影◎盧昱瑞

143 ── 橋頭｜瑞生堂藥房　中藥夢的超展開　撰文◎謝沛瑩、攝影◎盧昱瑞

148 ── 大社｜厚安中藥房　厚植信任感，是文青轉型的浪漫　撰文◎謝沛瑩、攝影◎盧昱瑞

152 ── 楠梓｜茂陞中藥行　由媳婦接棒掌店，暖心代客細火慢煎　撰文◎蘇福男、攝影◎李阿明

158── 仁武｜順和堂中藥行　三十年三代人的堅持　撰文◎陶依玫、攝影◎李阿明

162 ── 三民｜奇安藥行　堅持手切、古法炮製的護鄉御守　撰文◎陶依玫、攝影◎盧昱瑞

166 ── 鳳山｜順昌中藥行　用香料爲老藥舖畫斜槓　撰文◎儲玉玲、攝影◎鍾舜文

172 ── 鳳山｜高昇中藥房　和合因緣促成藥房與燈藝的交會　撰文◎羅　莎、攝影◎鍾舜文

176 ── 大寮｜重德堂蔘藥行　陶壺炭火燒，藥香傳家遠　撰文◎林芷琪、攝影◎李阿明

180 ── 創生記：爲藥材找到重新包裝與說故事的方法

老藥帖進入生活的應用與新生

1 抓一帖實用妙方

184 —— 1-1 舟車勞頓防暈帖　　聞起來涼涼的,暈車暈船就靠它了!

186 —— 1-2 出海搧風暖身帖　　燉一隻雞煮成熱湯,喝一碗身體就暖

188 —— 1-3 南國曝曬消暑帖　　自煮一壺好喝又天然的抗夏漢方飲料

190 —— 1-4 入山防蚊外用帖　　隨身配戴抗叮咬,蚊蟲最怕這一味!

192 —— 1-5 藝術繪畫顏料帖　　雄黃、青黛、赭石……能拿來畫畫的礦物藥材

2 老店中藥包材圖鑑

194 —— 2-1 Practice 摺起來:中藥材的虎頭包包法

196 —— 2-2 Gallery 攤開來:中藥包材用紙大集合

200 —— 附錄｜誌店的人:採訪、攝影、繪圖團隊群

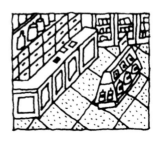

在芬芳中抓取時代故事，
滋補身體與節令的地方人情

你有多久沒有進中藥房了呢？

生活在台灣，許多人的童年時期總有一段被父母追著餵補湯的記憶，望著那鍋漆黑的補湯，卻只想挑出裡頭的雞翅或紅棗、枸杞出來吃。而即便是在炎熱高雄，入冬之後，家家戶戶至今也仍傳承著自家養生燉補的私帖；回想起來，那更是關於被親情眷顧的愛與滋養——怕小孩長不高、怕女兒每逢經期就身體不適、怕跑船的親人在海上受寒……每一帖方裡頭包摺入的可不止中藥材，還有我們對彼此的關懷。

幅員遼闊的高雄共有 38 個行政區域，在山、海與縱貫線都會區都可見不同的地方性格，然而在西方醫學尚未普及於這座島嶼之前，無處沒有中藥房；甚至醫療資源越稀缺的地區，對中藥房、草藥材的依賴就越明顯。本書為「高雄人情商店」系列書的第三輯；延續前兩本《山裏食：以食為引，走進高雄山間廚房》、《回家順路捾豆油：高雄山海縱貫線的里鄰雜貨店》精神，我們邀集了17 位誌店者，以文字和影像記述下高雄 30 家中藥房的珍貴故事，並再次由林建志老師操刀充滿韻味的插畫繪製。

隨採訪團隊入山林，山野就是最自然的藥草泉源，神農氏以藥草濟世、救命的傳說流傳深遠；工業發展得早的老港區，有捕魚或經商的辛勤跑船人，地方中藥房便備有幾款適於重度勞力與輪班者的補身帖方。在聚落與都會區之中，尚有專為總舖師、上班族與學生打造獨特服務與商品的中藥房。

見到這些傳承至二、三代的接班人，紛紛為老藥房尋覓創生可能，不由得十分感動。那是想將家族故事與地方人情，繼續透過一家店舖向他人述說的熱情，亦是不捨源自老祖宗與自然的智慧，從此消聲滅跡。

幸虧，「藥食同源」的概念仍深植於台灣人重視養生的飲膳文化之中，日常生活裡依然常見中藥材添入菜餚——聯繫著人與土地、節氣的老藥房，尚未離我們太遠。透過此書，我們期待能帶大家看見高雄中藥房的老智慧與創生的新鮮活力。倘若你也想重新連結身體與自然的關係，不妨到南國尋漢方，在時令變化之中感受風土，並以故事為索引，煎一壺屬於你的時代補帖，滋養身心。

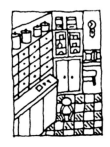

王文翠

高雄市政府文化局局長

伴生老、守城鄉、覓創新的漢方中藥房

撰文◎蘇福男

中藥房依聚落而設，有如田頭田尾的土地公，在常民生活中日夜默默守護著庄頭社區居民的健康。

鼎盛時期全台約有一萬五千多家中藥房，在醫療資源不夠普及的年代，這些散布在山之巔、水之湄的中藥房，相對程度彌補了醫藥資源的城鄉差距；有趣的是，中藥房不同於醫院診所，並非只有病人才會上門，幾乎所有的中藥房都是大門敞開，且店內不僅賣中藥，連昆布、堅果類等南北貨，家庭主婦廚房必備的香料、滷包也一應俱全。中藥房可說是個讓病人安心可依賴、常民尋求養生保健祕方的好所在。

人的一生離不開中藥舖。現在的生活當中，很難找到一種行業，能像中藥舖一樣包辦生、老、病、死。生產完七帖生化湯、小產三帖生化湯、老時的養生藥膳、病後的保養藥方，連死後的最後一場「畢業典禮」——做「藥懺」，都還需要一壺中藥湯。
——鳳山・順昌中藥行

但傳統師徒相授的中藥商，因受限於《藥事法》的規範，僅核可民國 82 年以前列冊的中藥商執照，導致卅年來中藥房數量隨著中藥商的凋零不斷減少，另中醫診所健保只給付科學中藥，傳統中藥面臨更加嚴峻的生存挑戰。

中藥房是島嶼最熟悉的風景、記憶中最懷舊的氣味，代代相傳的中藥房，背後都有一段刻骨銘心的創店及傳承故事。港都中藥房因為聚落分布的地理特性，分為山線、海線和縱貫線，此次採訪團隊上山下海橫跨三線 26 區，總共尋訪30 家中藥房和草藥店，甚至直奔深山林內的六龜神農宮、茂林「姿沙里沙里」賞蝶步道，記錄當地人如何採集民俗植物自救和做成藥草球，喚起在地居民重視區域的原生植物及環境永續發展的故事。

每款茶名各個別有巧思，其中的明智醒腦茶，便是源自於阿公名字；而翠玉花釀則是向阿媽黃翠玉致敬，這款茶帶有洛神，其花語是女子拯救國家之意，也是向默默在支撐這個大家庭的阿媽表達感謝。而店內另外一個招牌菜色 —— 什菜湯，就是昔日阿媽的家常菜。
——前鎮 · 回春青草茶

雖然中藥房、草藥店日薄西山，但採集訪談過程中，採訪團隊意外發現仍有不少創店者的後代，在守護著傳統中藥文化核心價值的同時，仍勇於追求創新。

前鎮的回春青草茶店第三代經營者，將阿公留下來已有五十多年歷史的草藥舖，重新打造成 2.0 版有如文青咖啡廳般的青草茶店；左營的正信堂國藥號則在櫥窗上主打寵物藥浴用品；前金永興中藥行的「十全水餃」獨樹一格，針對辦公室小資族推出的料理包、四神煎餅、養生燉湯等大受青睞，為看似看不到未來的傳統中藥房、草藥店，走出另一條生路。

本書採訪過程，感謝高雄市中藥商業同業公會協助提供受訪名單。更多精采絕倫的藥舖人情歷史故事，盡在書中各篇章，等待讀者細細爬梳驚豔。

中藥房總地圖

高雄山・海・縱貫線

高雄同時擁有都會、山林與海港等不同性格，而服務由生到老的地方中藥房，也因應不同區域特性長成了各自模樣。山區看似資源相對匱乏，但其實正是草藥的源頭寶庫；以港都聞名的打狗城，沿港地區以討海與通商致富者眾，更經常跑藥房買藥材燉補；狹長縱貫公路北接台南、南接屏東，處交通要塞的聚落藥房，由古至今服務往來商人與當代上班族。

一只藥櫃、一方店舖，抓藥人承神農氏的古老智慧，日積月累帖方知識與人情之事，各踞一隅照料整城的人。

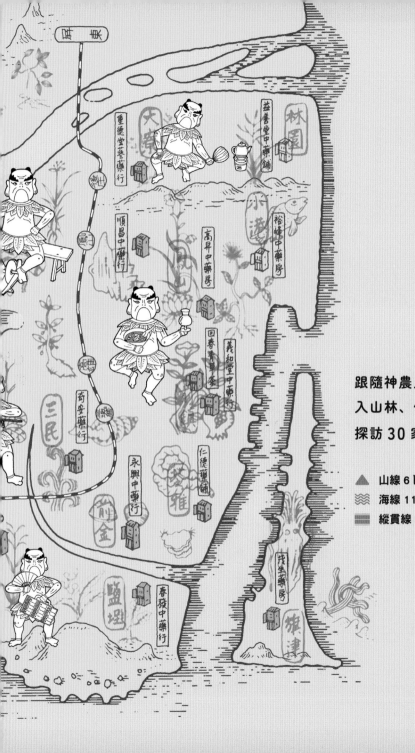

跟隨神農氏的腳步，
入山林、倚海生、通縱貫，
探訪 30 家高雄中藥房

▲ 山線 6 區 7 店
〰 海線 11 區 12 店
▓ 縱貫線 9 區 11 店

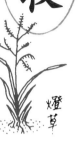
雄黃

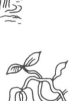

宜養肺

秋收

燈草

拂乾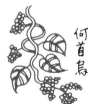

芡實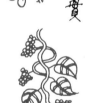

何首烏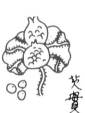

地黃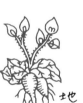

海帶

石首魚

蒲黃

馬兜鈴

使君子

半夏

石決明

牛蒡子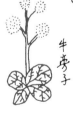

蝦

鱉魚甲

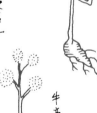
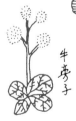

秋季天氣乾燥，陽氣漸退、陰氣漸長，容易會有咳嗽、喉嚨痛等呼吸道問題。此時肺氣與秋氣相通，針對肺部的養護格外重要，食補可以滋陰潤燥為主。符合這類型的食補藥材外觀多為白色，比如百合，除養陰潤肺外亦能清心安神。將沙蔘、玉竹、百合與蓮子一起燉雞，即是一帖非常適合秋季的抗燥補湯。

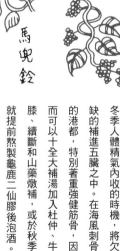

冬藏

宜養腎

立冬之後進入收藏的季節，亦是五臟精氣收養的好時機。我們常言的「冬令進補」，便是指藉著冬季人體精氣內收的時機，將欠缺的補氣進五臟之中。在海風刺骨的港都，特別著重強健筋骨，因而可以十全大補湯加入杜仲、牛膝、續斷和山藥燉補，或於秋季就提前熬製龜鹿二仙膠後泡酒。而鹿茸、肉蓯蓉與龜板、鱉甲這類大補藥材，也常用於藥酒浸泡，是走海時暖身子的好幫手。

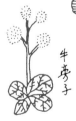

資料提供◎裕峰中藥房

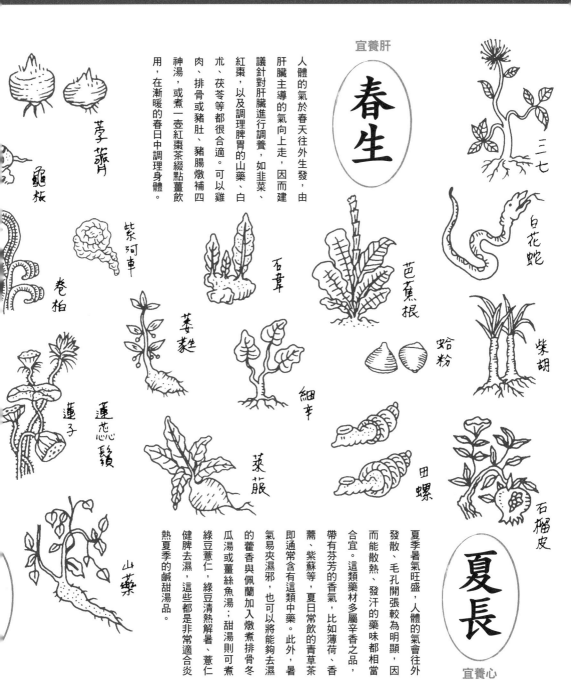

春生

人體的氣於春天往外生發，由肝臟主導的氣向上走，因而建議針對肝臟進行調養，如韭菜、紅棗，以及調理脾胃的山藥、白朮、茯苓等都很合適。可以雞肉、排骨或豬肚、豬腸燉補四神湯，或煮一壺紅棗茶綴點薑飲用，在漸暖的春日中調理身體。

三七

白花蛇

柴胡

荸薺

龜板

紫河車

卷柏

石葦

芭蕉根

蛤粉

菝葜

蓮子

蓮芯鬚

細辛

菜菔

田螺

石榴皮

山藥

夏長

夏季暑氣旺盛，人體的氣會往外發散、毛孔開張較為明顯，因而能散熱、發汗的藥味都相當合宜。這類藥材多屬辛香之品，帶有芬芳的香氣，比如薄荷、香薷、紫蘇等，夏日常飲的青草茶即通常含有這類中藥。此外，暑氣易夾濕邪，也可以將能夠去濕的藿香與佩蘭加入燉煮排骨冬瓜湯或薑絲魚湯，甜湯則可煮綠豆薏仁，綠豆清熱解暑、薏仁健脾去濕，這些都是非常適合炎熱夏季的鹹甜湯品。

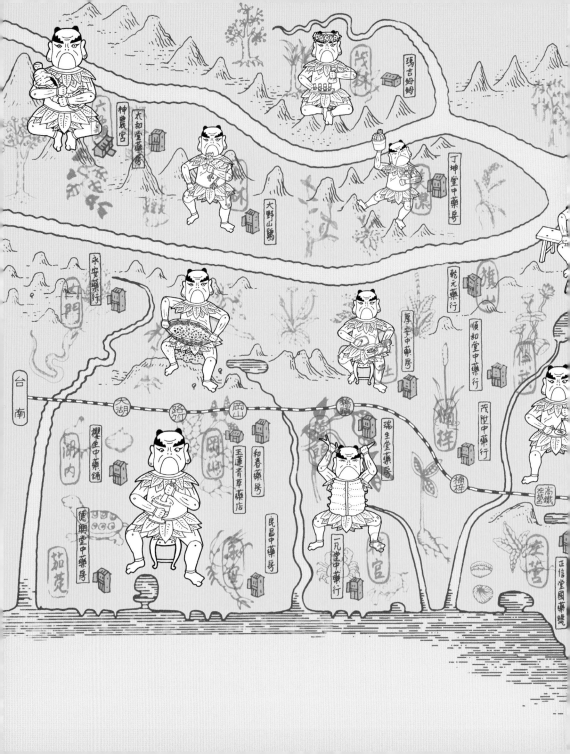

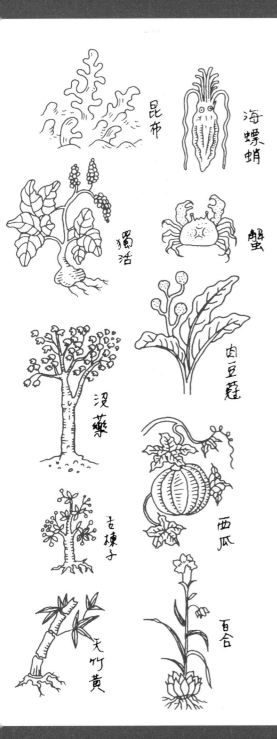

昆布

海螵蛸

獨活

蟹

沒藥

肉豆蔻

苦楝子

西瓜

天竹黃

百合

四時養生指南

春生・夏長・秋收・冬藏

中藥的四時養生，主要遵循「春生、夏長、秋收、冬藏」旨要，四季分別養護的臟器則對應為肝、心、肺、腎，而脾胃則屬於每季末的 18 天。亦即，四時養生的同時，皆須留意脾胃的吸收與調養。一起跟著大自然的節奏，以食補款待身心。

入山林

Into the Moutain

山野是藥房，環抱著眷顧

旗山・美濃・茂林
————————————
六龜・杉林・內門

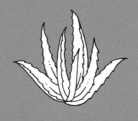

山線導讀 ——

撰文◎林芷琪

高雄山線鄉鎮依山近水的自然環境優越，族群文化多元，中草藥材的取得和運用方式因而顯得更為豐富精彩。除了有已經傳承四代，正培養第五代接手的老藥房，還有實際從事種植和採集中草藥材的所在。中草藥材不僅只有人體可使用，也不單單只能透過飲食服用得其效，此區尚有運用藥用植物來畜養雞隻，及開發出含原生植物成分用於芳療的創新品牌。

六龜太和堂藥房的第二代從苗栗頭份移居到高雄，現在由第四代媳婦張美月掌店，丈夫任公職，中藥世家的技藝便由她傳承，店裡獨具特色的愛心圖案包藥紙是丈夫特別找的，希望讓客人看著也能心情好。內門永安藥行的店主黃國書，祖傳自台中大甲永安堂鵬記中藥房，父祖輩認為做生意就要依近有人潮往來的寺廟，從大甲鎮瀾宮旁到選定內門紫竹寺旁發展，為遠近馳名的內門總舖師提供特定的藥材香料，並研發出各種符合辦桌需求的滷包。旗山乾元藥行滿室書畫，充滿文藝氣息，身為五保望族蕭家後代的店主蕭振中夫婦，從藥材到精心調配的養生茶品，都特別強調品質好並堅持美味。

美濃丁坤堂中藥房附設有整復傷科，曾為就醫交通不便的農村居民提供全天候的服務，店主劉海藏自早夢想建置藥材生態園區，現在發展成為種植有中藥材的多肉植物栽種場「藏王居園地」。六龜神農宮過去有神明指示的眾多草藥方，當地六龜里的大武壠族後裔居民多識藥草，上山採摘或居家種植，在醫療資源相對匱乏的山區，提供日常保健療身之用。

杉林「大野山雞」的黃吉祥父子，運用南非葉、土牛膝、魚腥草、穿心蓮、五爪金英等藥用植物來畜養雞隻，除了預防保健，減少生病機率，還可提高換肉率。茂林「瑪吉姆姆」的林芝從部落婚禮的萬壽菊花環發想，開發出各種含原生植物成分，可用於芳療的藥草精油滾珠瓶，以及可加熱後外敷按摩，或用以泡澡足浴的南麓藥草球，所需草藥材也部分採購自中藥房。

這次走訪的山線七處，都讓人深深感受到識得藥理和通達人情義理的密不可分。熟悉中草藥材的專家通常也習於察言觀色，無論來者是嘴唇發白、臉上長痘、扶腰捏肩，他們都能立即提供健康諮詢，進而關懷生活作息，還熱心分享自家祕方；只要應用適當的香料滷包，就可讓一籌莫展的廚藝有突飛猛進的可能。邀請大家不妨找個時間前來山線探訪，隨書走一趟裡裡外外都能照顧得到的身心保養之旅。

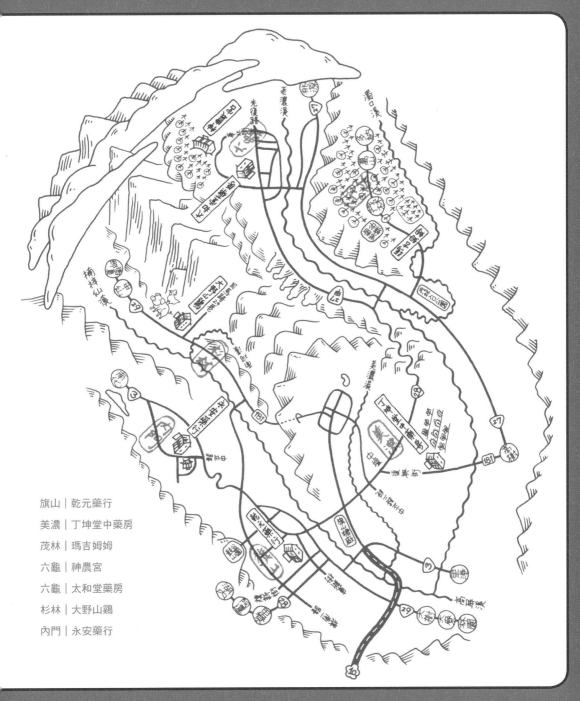

旗山｜乾元藥行

美濃｜丁坤堂中藥房

茂林｜瑪吉姆姆

六龜｜神農宮

六龜｜太和堂藥房

杉林｜大野山雞

內門｜永安藥行

▲ 旗山

美味先決：品質好，自然好吃效果好

撰文◎林芷琪、攝影◎鍾舜文

MERCHANT

乾元藥行

以前會有小孩去中山公園撿「金蟬」來換甘草，也會來買裝好一袋賣一塊錢的甘草、肉桂當零嘴；阿公早上騎腳踏車出門去運動，路上就會買好虱目魚，回家抓把當歸、黃耆一起燉。

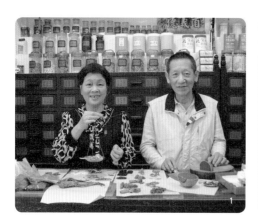

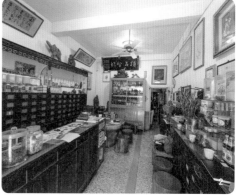

從高掛著「乾元」兩字匾額的門口進到店內，長年浸潤在藥材香氣中的藥櫃佇立在左，接著入目的是高懸的滿壁書畫：有以「雙管齊下」聞名的蔡元亨墨寶，呂浮生的膠彩畫、李登華的水彩畫和鐘有輝的版畫；畫面裡都是同一棟有著華麗立面的紅磚樓房——旗山五保的蕭厝，那是乾元藥行最早的開始。

蕭厝是老闆蕭振中的曾祖父蕭水連在日治大正年間建造，蕭水連在自家創立協記商店時，即和人合夥做中藥房生意。祖父蕭乾源先是經營出售米穀菸草的乾元商店，民國 39 年開設乾元藥行，四年後考取眼科專業的中醫師。他也是一位曾在全國詩人大會中獲得首獎的古典詩人，在昭和時期創設旗峰吟社，「乾元」即他作詩的筆名之一。到了爸爸蕭榮宗這一代，開始經營藥材批發生意，業務範圍遍及美濃、六龜、甲仙、岡山、茄萣、永安、彌陀和屏東、里港等地，並當選過兩屆高雄縣國藥公會理事長。

顧身體又好喝的乾元養身茶

民國 78 年，乾元藥行搬遷到有一整排透天厝的東新街，「這條是古早路，我們讀旗山國中的時候都走這裡，沒有現在這麼大條，以前旁邊整片都是香蕉園，包括這間房子。」改變的不只是生活地景，振中看向比他們夫妻倆還高齡的藥櫃說著，每格抽屜原本放有亞鉛材質的九個盒子，但容量太小，經常需要補充藥材，他便另外訂做了台灣檜木製的盒子替換，一格抽屜可以放滿六個。保存藥材防蟲蛀的方法，也從早年在蕭厝後方設置有專門燻硫磺的小屋，改作現代的冷藏設備。人蔘等較硬的藥材要切片前的軟化烘烤用具，從酒精燈改成了吹風機。小小的戥秤不便利於大量抓藥，現在換成桌上一邊一個的電子秤。

十幾年前，乾元還開始賣起養生茶品，有「遵古調煮，美味可口」的養肝青草茶、養氣蔘耆茶和仙楂烏梅茶，是老闆娘王

1 ｜老闆蕭振中與老闆娘王美嬌一起經營乾元藥行。
2 ｜乾元藥行裡有多幅台灣知名畫家的作品，當中皆有一棟紅磚樓房——旗山五保的蕭厝，那是乾元藥行最早的開始。

美嬌傳承爸爸的配方，再搭配中藥材熬煮而成。美嬌的爸爸以前賣過青草茶，青草都是自己上山採摘，很多過路人天熱中暑，會專程去喝一杯來緩解不適。手搖店林立的旗山，強調「我們的茶顧身體又好喝」的乾元同樣有忠實顧客。在早餐店做煎台工作的客人，為了消熱去火，一次都會來買個四、五罐青草茶，一個月就要喝掉一百多罐，擔心店休買不到，老闆夫婦要外出多天還會特地先去通知。

每寫下一種中藥名，都像是一條回往故昔的通道

乾元藥行有因應時代需要的改變，也有四代傳承的堅持。「以前別人家的小孩下課回到家就是玩，我們回到家是要幫忙處理藥材。」不同於現在源頭就已經處理好，早年所有藥材的加工都是在藥房裡面完成。過去家裡維持有兩、三個當學徒的店員幫忙，身為長子長孫的振中從小也跟在阿公身邊做洗、浸、切、炒、曬等工作，跟著阿媽將研磨好的藥粉加工搓成藥丸，這些實際經手藥材的豐厚知識和扎實工夫，成了傳統藥行生存至今的關鍵。他現在仍堅持自己加工蜜製甘草等藥材，「我覺得自己做的跟別人做的不一樣。」

老闆娘補充說：「我們很重品質，東西用好的，燉起來才會香，效果也比較好，喝起來比較好喝。」對青草茶「顧身體又好喝」充滿自信的她，再次強調乾元的注重美味，好的東西果然還是要好吃、願意吃才會有效果呀。

老闆應我們要求把藥材放到紙上並一一寫下名稱，藥櫃上端正秀麗的字同樣是他親手書寫，看來是得到善寫漢詩和書法的阿公真傳。振中也參加過詩社，並繼承了阿公的社會參與，現在仍維持協助旗山大小廟宇的廟務和祭典活動。他每寫下一種中藥名，都像是一條回往故昔的通道：以前會有小孩去中山公園撿「金蟬」來換甘草，也會來買裝好一袋賣一塊錢的甘草、肉桂當嘴；阿公早上騎腳踏車出門去運動，路上就會買好虱目魚，回家抓把當歸、黃耆一起燉。

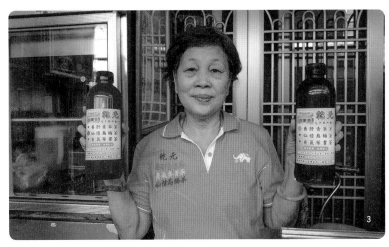

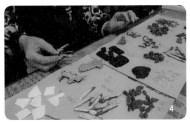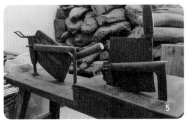

3 ｜老闆娘傳承爸爸的配方，搭配中藥材熬煮成各式養生茶。

4 ｜實際經手藥材的豐厚知識，都成為中藥房經營至今的關鍵。

5 ｜七十年以上歷史的南剪和北剪。

老闆娘也在一旁補充各種藥材的特性：洋蔘補腦、枸杞補眼，我們聽了連連點頭，過度用腦傷眼的文明病通通都中。她一邊拿給我們試吃，一邊叮嚀：「恁愛較捷行漢藥房，對身體攏袂穩！」服務親切，堅持品質，追求美味，難怪離熱鬧的旗山老街有一小段距離，也不在市場邊，乾元藥行一整個早上仍有不斷進進出出的客人。看來都是長年交關的熟客，連初次拜訪的我們也忍不住提著大包小包滿載而歸。

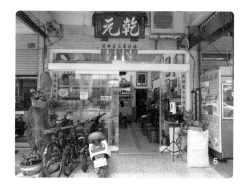

6 ｜ 乾元藥行於民國 78 年邊遷至現址，將邁入第五代經營。

藥房小檔案　　PROFILE

從老闆蕭振中的曾祖父在日本時代和人合夥開中藥房，到民國 39 年祖父正式開業，至今已有七、八十年歷史。女兒也已經準備將來接班，就快要邁入五代經營。目前乾元有兼賣青草茶、蔘耆茶和烏梅茶等養生茶品，相當受到歡迎。

乾元藥行
地址｜高雄市旗山區大德里東新街 24 號
電話｜(07) 661-3732　　營業時間｜8:00-21:00

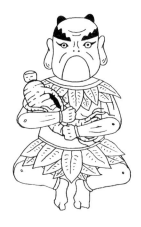

撰文◎朱珮甄、攝影◎李阿明

▲ 美濃

草本同家，漢藥材轉型多肉植物新風貌

MERCHANT

丁坤堂中藥房

「多數的中藥行就是代代相傳，傳的是中藥知識和文化，尤其每間中藥行其實都有自家獨門配方，那更是維持和證明我們家族存在的證據。」

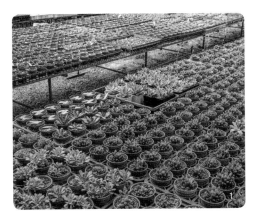

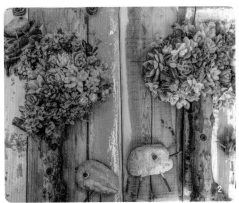

1、2　丁坤成中藥房後方有一座偌大的溫室，是老闆娘張菊香與媳婦一起經營的藏王居多肉植物園，為中藥房轉型的一部分。

從國道 10 號旗尾下交流道進入美濃中壇，熱鬧的街道像是迎接了全世界因著疫情結束，而準備釋放自由靈魂的旅人。而西側支線上的市道 181 號維持了農村應有的靜默氛圍，數片偌大溫室農田旁聳立的「丁坤堂中藥房」招牌顯得有些突兀，卻已是五十多年來中壇居民重要的「中醫診所」。

中藥行之子的傳承天職

丁坤堂取於劉海藏父親潘丁坤之名，因父親招贅至劉家，自劉海藏這一代起跟從母姓，但這並不影響劉海藏自小就理解長大必定要接手家中中藥行的天職。「多數的中藥行就是代代相傳，傳的是中藥知識和文化，尤其每間中藥行其實都有自家獨門配方，那更是維持和證明我們家族存在的證據。」

劉海藏的爺爺從日治時代就開中藥房，到父親接手多了整復傷科，身為家中長子，劉海藏 16 歲時被送到旗山大安中藥房當學徒，後轉往台北求職；民國 56 年旗美商工創校才回到美濃念書，考取甲級電匠資格後還回到家裡接手中藥行。

「車禍的啦、打架的啦、內傷外傷都一樣，半夜人家按門鈴你還是要起來啊，我們等於就是做 24 小時社區服務，只要病人有需要不管幾點都要開門。」丁坤堂中藥房第二代劉海藏淡定地說著，「服務」彷彿是他的天職。當了公會二十多年的工會常務理事，至今還惦記著要怎麼為同業和中藥文化再盡點心力，如果還可以做，絕不會拒絕。

「丁坤堂除了抓藥之外也有整復傷科，有點像人家說的國術館、推拿，治療的、復健的、保養都可以。農村鄉下地方因為工作的關係，腰傷、骨傷等內外傷都很普遍，有時候緊急、痛到不行的要送醫院太遠，就一定是會來找我們做治療。」他接著說：「早期我們會用自己中藥獨門祕方製作成丹、膏、丸、散用來治療內傷或外傷，但隨著法規的修改，法令規範越來越嚴格，很多中藥行也不做了，藥材運用和製作的技術慢慢也都會消失。」

著手實踐建置藥材生態園區夢想

劉海藏 29 歲離開家族搬到美濃中壇現址，打定主意一旦有自己的房舍土地就要蓋一座「藥材生態園區」來推廣中藥文化，但卻在夢想將要實現之際才發現，「我的總土地面

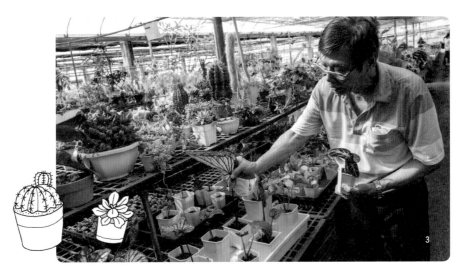

3 | 原本想蓋一座「藥材生態園區」，無奈土地面積不足無法申請，而轉了方向改種植多肉。

積少了 0.05 分，面積不夠大，無法申請生態園區。」

劉海藏轉了個方向，先從石斛蘭和國蘭開始，接著種植多肉植物並同時栽種部分中藥材。「中藥材本來就是植物，石蓮、八卦癀、蘆薈這類很普遍的多肉植物都很廣泛被運用在中藥的配方裡面，它們是最好的消炎、退燒藥材，早期還可以用來治療日本腦炎。」現在很夯的多肉植物，劉海藏很早就決定要大量栽種，「這類植物要種到可以能拿來製作藥材時，都需要一段很長的時間，像八卦癀都至少要栽種五年以上才能取得約莫三兩來製作藥材，大量種植就可以多保存一些藥材。」

劉海藏育二男一女，為了承接丁坤堂，孩子們先後到中國學習中藥學，取得學位回台後，只有長子劉國發走上與父親相同的整復醫療工作。「我以前就是覺得自己的下一代也要接手傳承中藥行，這是家族的命脈，但忽略了時代在改變。中藥行的需求越來越少時，我必須為孩子們再找到另一條生存的道路，所以換個角度來看，也許不繼續做中藥行可能是對的。」

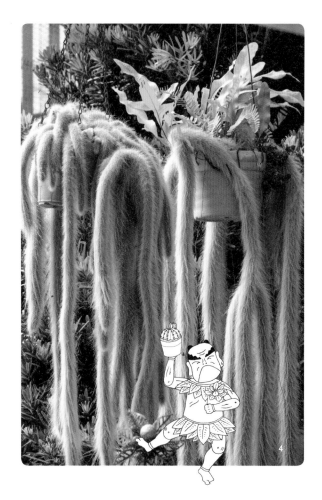

4 | 部分多肉植物也經常作為中藥配方使用。
5 | 藏王居目前為南部知名多肉植物批發產地。

4

傳統中藥材就是植物，多肉植物亦是如此

身為長子的客家男人，在面對過去窮困的家境生活，劉海藏想的都是怎麼樣讓家人有更好的生活，一旦有能力就自願扛起更多責任，

但千算萬算還是沒算到有一天中藥行會沒落。還好從中藥藥材栽種角度出發思考，讓劉海藏找到一個可以繼續的方向。

中藥材種類廣泛，來源與保存都有一定的門檻，隨著中藥材從傳統植物中藥走向科學研

磨，這些都讓中藥行代代相傳的老知識運用受到了考驗，就連 24 歲因著媒妁之言嫁入劉家的劉太太張菊香女士也有深刻體會，「我嫁到劉家就開始幫忙中藥行的工作，那時候看到那麼多藥材會怕，上百種，每一種的名字和功效都要記起來，非常不容易。」

中藥行和整復的工作大部分都已交給兒子劉國發打理，而慢慢脫離要牢記中藥材日子的張菊香則和年輕的媳婦一起經營藏王居多肉植物園，「多肉植物的種類也是上百種啊，還是要天天摸索、天天學習。」走進諾大的多肉植物溫室，各品種植物置放的位置，劉海藏還需要太太帶領才能找得到。看到可製作藥材的石蓮和八卦癀時，在採訪當天美濃當地溫度高達 37 度之際，真的會想要來一碗石蓮凍解解熱啊。

在台灣，看中醫的人口逐年增加，但高雄傳統（植物草藥）中藥行從九百多家到現在不到五百家，傳統中藥行的存在與運作受到很大的挑戰。但對家族三代超過百年經營傳統中藥舖的劉海藏來說，即便很有可能在第四代成為絕響也不會覺得遺憾，「我們只是轉換另一種方式來推廣中藥，丁坤堂曾經存在的事實不會改變，可以這樣服務鄉親這麼久，已經足夠。」

即便想要享清福，已經不再過問中藥房事務的劉海藏，遇到老客人上門指名要他做推拿也不推遲。老藥舖之子會持續守住傳統漢藥文化直到最後一刻。

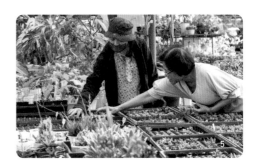
5

藥房小檔案　　PROFILE

家族自日治時代開始經營中藥行，第三代劉海藏嘗試轉型，除持續日常的推拿服務外，於藥房後方培植上百種多肉植物，其中包含藥材中常見的石蓮，紫蘇，蘆薈等，成為南部知名的多肉植物園，中藥房目前僅提供推拿及科學中藥服務。

丁坤堂中藥房
地址｜高雄市美濃區中壇里復興街一段 179 號
電話｜(07) 681-3368　營業時間｜8:00-12:00、19:30-21:00，每週日休息。

以原生藥草植物，
傳遞南麓的芬芳

撰文◎儲玉玲、攝影◎余嘉榮

MERCHANT

瑪吉姆姆 Margi mumu*

當她決定回部落，連父母都質疑她為什麼到都市讀書升學就業，最後卻選擇回到「什麼都沒有」的山上。所以，當長輩跟她說「把工作帶回部落」時，聽在林芝心裡感受特別深。

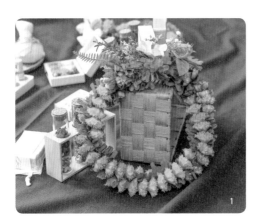

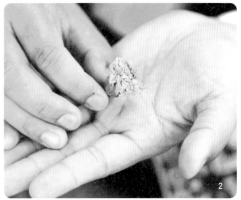

「瑪吉姆姆」的創辦人林芝選擇在「姿沙里沙里賞蝶步道」入口處的大樹下接受採訪，她除了是芳療師，也是茂林賞蝶步道的解說員。「姿沙里沙里」步道旁的小山溝，是以前部落族人取水的地方。山溝旁生長了很多月桃，沿途的賞蝶步道旁都有月桃生長，「姿沙里沙里」就是指「月桃很多的地方」。林芝也將它做為一款藥草精油的命名，利用金盞花浸泡油，添加多種原生植物如馬告、土肉桂、艾草等精油，味道類似香茅，但沒有香茅成分，是有蠶豆症的人也可以用的防蚊精油。說到藥草精油，就必須從一朵萬壽菊開始說起。

把帶著「祝福」意涵的萬壽菊，萃取出純露

萬壽菊花環是每個人都可以戴、沒有分階級的花環，Isipi * 萬壽菊是「祝福」的象徵。參加婚禮的人會戴萬壽菊花環表示祝福，但婚禮結束之後，花環就被棄置，林芝覺得很可惜，她想利用回收婚禮的萬壽菊花環，讓使用一次就丟掉的花有第二次的生命。當時剛好有機會在高科大育成中心參加了「青年發展署」為鼓勵青年創業的「U-start 原漾計畫」。團隊裡有高科大的碩士生、還有布農族、魯凱族的同學，和幾位年紀相仿的年輕人。已經在部落做藥草文化採集一段時間的林芝，想找大家共同來做一件事，如果通過就要開公司。沒想到計畫真的通過了。

回收婚禮花圈的萬壽菊經過高科大的實驗室消毒殺菌，萃取其純露，或拿來做浸泡油，用在製作洗手皂的部分。手工皂的浸泡油和萬壽菊純露是由新鮮的花萃取，新鮮的萬壽菊浸泡油也和其它原生植物精油一起用在藥草滾珠瓶。三、四百年前也是外來種的萬壽菊，現在成了部落代表「祝福」的花朵，和原生植物一起在部落生根。

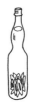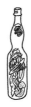

1 │ 萬壽菊在魯凱族會用來製作沒有階級之分的花環，象徵「祝福」。
2 │ 林芝將使用後的萬壽菊二次利用，萃取成純露。

一開始做芳療 SPA 是加入義大利品牌，工作期間一直在思考從原民的特色出發，想將原生植物帶入 SPA 館的藥草球。但剛好遇到疫情，SPA 館無法接待客人，一直苦苦地撐著。因為平時就經常和 SPA 館的同事在部落做「義推」，服務老人家，遇到疫情，順勢回到部落做「安心上工」的工作，幫老人家送餐、送藥、量血壓。藉著「安心上工」的課程關心長者，發現長輩們年輕的時候擅長於藥草植物的應用，對植物非常有感覺。為了喚醒長者的記憶，林芝設計了「生命懷舊」的主題，讓他們回想在還沒健保卡的時候，是用什麼植物來保健。長者從一開始不願回想，到後來越來越投入，每每聊起植物，眼睛都會有火花。加上部落的長輩曾經煮野菜稀飯給她吃，真的改善了腸胃不舒服。林芝一開始不敢喝整碗綠綠稠稠的東西，問了長輩才知道，綠綠的東西是「芭樂葉」。身為芳療師對藥用植物的應用，從此打開了另一個視野，決定採集植物做成藥用植物材料包，請長者辨識植物。

收集山的味道：以藥草球延續部落耆老的智慧

有了這個經驗，奠定了林芝為部落植物做點什麼的想法。從一開始的部落藥用植物地圖，到原生藥草的文化採集，進而發展出以茂林在地原生植物為材料的「南麓藥草球」。乾燥的藥草捏碎之後，用棉布包起來，綁棉繩，做成球狀，植物捏碎後會釋放芬多精，充滿山的味道。藥草球可以加熱外敷、按摩，也可以用來泡澡或足浴。林芝說，台灣有 60% 左右的土地面積是森林，返鄉的青年應該和植物有所連結。雖然心裡有許多熱情，但在開始執行計畫的時候，一直懷疑自己做的「雜草包」有誰會喜歡？直到參加「亞洲手創展」得到很多回饋才有信心。曾經有公司想要訂一千個藥草球，但林芝拒絕了，因為沒有那麼多的材料，而且「南麓藥草球」為的是做文化傳承，不是要販售獲利。所使用的植物葉子會有季節性，趁著落葉的時節收集，也會因著節令更換不同的植物。而「南麓」指的是在中央山脈南麓生活的一群人，包括排灣、魯凱、客家人，大家對於民俗植物雖有不同的應用，但這整個區域的植物是屬於自然的，也是屬於大家的。稱作「南麓」是希望喚起這個區域居民，一起來重視區域的原生植物，及環境永續的議題。

除了萬壽菊，林芝以發展「林下經濟」為計畫，進行採集和種植原生藥草，將工作帶回部落。長輩們幫忙種植採收，婦女們負責加工生產，延續耆老的藥用植物智慧之外，一方面提倡林下經濟，一方面保護森林，綠色永續。也因為茂林是國家風景區，又位在水源保護地，水源區的農藥限制反而成為優勢。除了採集山柚、土肉桂、水茄、斑鳩菊、破布子等植物，也記錄已經栽種的血桐、芭樂、木薯，其中的土肉桂葉、芭樂葉、月桃種子也用於「南麓藥草球」。由於台灣醫藥法規的限制，林芝以文化傳承來推廣藥草球。她的理念受到許多人的支持，除了部落裡的長輩、學習手工皂的老師，還有高科大育成中心、海洋科技發展處技術支援。

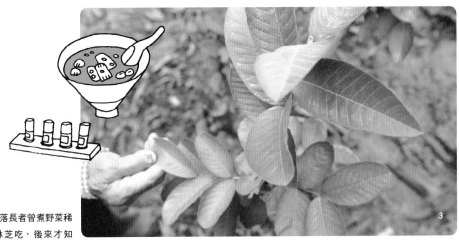

3｜部落長者曾煮野菜稀飯給林芝吃，後來才知道用的食材為芭樂葉。

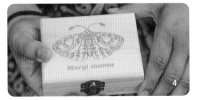

4｜包裝盒上的蝴蝶圖案是瑪吉姆姆的 LOGO。

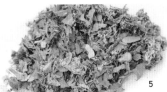

5｜揉碎的藥草散發芬多精，能用於製作「南麓藥草球」。

回到「什麼都沒有」的山上，「把工作帶回部落」

除了「U-start 原漾計畫」，團隊非常積極地想藉由比賽增加曝光率，去年參加國發會「2022 創生創心提案」獲得第一名的佳績。林芝是在都市長大的孩子，父母年輕的時候就離開部落到都市討生活。只有年節或寒暑假才回到部落，當她決定回部落，連父母都質疑她為什麼到都市讀書升學就業，最後卻選擇回到「什麼都沒有」的山上。所以，當長輩跟她說「把工作帶回部落」時，聽在林芝心裡感受特別深。能得到長輩的認同，深深感到自己做的事意義深遠。把得到第一名的獎狀帶回部落社區協會，獻給長輩們，林芝認為自己只是做文化傳承跟記錄，榮耀是屬於部落的。

林芝帶採訪小組到情人谷拜訪部落耆老的菜園，Konong* 的菜園，種植了平時吃的菜及隨風土而長的野草花，也種了木薯、紅藜、芭樂和土肉桂，都是平時會食用的藥草植物。「Konong 就是煮這個芭樂葉給我吃的。」林芝說，開始做藥草文化採集的時候，Konong 對她的幫助很大。82 歲的 Konong 說：「最好的藥是土肉桂的根。像是在山上臨時肚子痛，可以採土肉桂的根，放到嘴裡嚼一嚼。」在沒有西藥的年代，老人家都是在山上找藥草，來減緩身體病痛。藥草精油滾珠瓶裡有一款含有梔子花的成分，號稱是「原住民的香奈兒」。梔子花每年 5、6 月盛開，又稱母親的花。北排灣與魯凱族女性在田間工作時，會配戴在額前再用頭巾包住，讓淡淡的香氣帶走炎熱的暑氣。不知道 Konong 工作時，是否也會配戴梔子花？

選擇回到茂林，林芝把創業和生活連在一起，努力讓喜歡的事成為生活。紫斑蝶圖案 logo 是她自己設計的，代表了茂林的三個村莊，茂林里、萬山里、多納里，螺旋是萬山岩雕上尾流波（河流的尾旋），也象徵女性。S 是代表彎曲的河流，就是龍頭山、蛇頭山曲流。植物的圖案，象徵了小米和藥草球裡面的植物。「一切不會容易，但也不困難，」她笑著說：「生活就是這樣過而已。」瑪吉姆姆到 4 月（民國 112 年）剛好滿 12 個月，這一年當中做了好多事。未來還要繼續採集、萃取田間的野草野花，繼續散布南麓的芬芳。

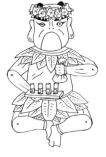

藥房小檔案　　PROFILE

瑪吉姆姆 Margi mumu 是由負責人林芝所經營，是一致力於原民產業創新與推廣民族植物運用的無店面藥草精油品牌，可上臉書紛絲專頁搜尋「瑪吉姆姆 Margi mumu」。

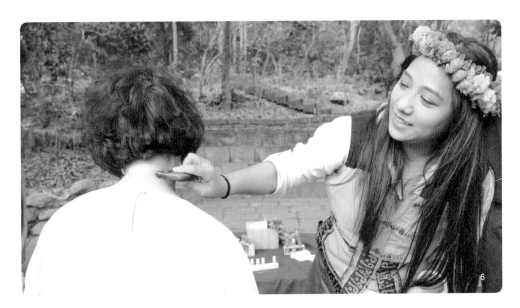

6

6｜瑪吉姆負責人林芝為芳療師，回到山上延續耆老的藥用植物智慧之外，也提倡林下經濟。

＊以下皆為茂林魯凱語──

Margi：極好；Mumu：男性長者的稱呼；Margi mumu：大家好；Isipi：萬壽菊；Konong：女性長者的稱呼。

▲ 六龜

滿山無數藥草，
承神明旨意治百病

撰文◎蘇福男、攝影◎余嘉榮

MERCHANT
___

神農宮

早期六龜交通十分不便，醫療資源相當匱乏，「生重病需跑到卅幾公里遠的旗山街求醫，族人不是等死，就是求神問乩求草藥！」

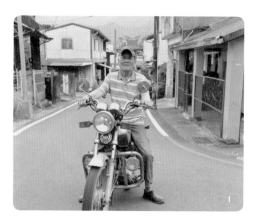

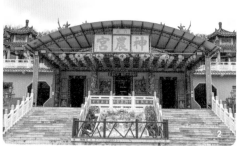

「你眼前所看到的這一片綠色植物都是藥草,攏通入藥」,六龜里藥草達人郭文輝手指著神農宮後山、在地人口中的「火山」山林說,「這裡和更裡面的深山林內,攏是六龜人的救命山!」

把「深山林內」形容為「救命山」的說法,令人印象深刻,而「深山林內」確實也是採訪團隊對六龜的初始印象。六龜位居高屏平原和中央山脈山地的丘陵交會地,地當六龜地塹帶,我們車行台 27 甲線、路過新威聚落,就在流水潺潺的荖濃溪相伴下,一路奔往山邊的六龜神農宮。

沿途山巒起伏、氣勢雄偉,由 40 多座直立圓錐狀山脈所組成的十八羅漢山,鬼斧神工、爭奇鬥艷,堪稱是六龜最美麗的地標,難怪有「台灣小桂林」美稱。相傳十八羅漢山是守護六龜居民財富的守護神,人們相信只要在六龜努力工作,就能累積財富,百年前旗山人洪見濤深入窮鄉僻壤的六龜老街開設「洪稇源商店六龜支店」,不僅成了首富,後來還擔任六龜庄庄長,傳言果然不假。

採訪車穿過六龜市區街道,立刻轉進幽僻的巷弄,再沿著山路爬一小段山坡,六龜人的信仰中心 ——神農宮,就矗立在我們眼前。

藥、食、纖維、洗滌……三百多種植物各有所用

神農宮和一旁的公祖廟就坐落在火山山腰,共同接受閩客和平埔族大武壠族的信眾奉祀。六龜里是六龜平埔族大武壠族人主要聚集地,當年平埔族四社熟番的芒仔芒社稱呼此地為「Lakuli」,「六龜里」因而成為六龜的舊地名。而原本居住在今台南市玉井盆地周邊地區的平埔族大武壠族人,於清乾隆年間陸續遷徙至此落地生根,歷經三百多年世代繁衍、開枝散葉,目前集居在華中街、華北街一帶。族人少與漢人通婚,仍以「族內婚」

---

1 | 藥草達人郭文輝帶著採訪團隊到田地裡找草藥。
2 | 神農宮裡的神尊來自當地人過去在家各自祀奉的神農大帝、李府千歲、玄天上帝和觀音佛祖等。

較多，因此保留下來的傳統信仰和歌謠數量也最多。

長年在深山林內走跳的大武壠族，日常生活自然與植物緊密相依，老祖先老早就知道如何運用周遭的動植物資源，來解決日常生活的不便。例如羅氏鹽膚木是以前大武壠族鹽分的來源、咀嚼酸藤的葉子可以解渴、閉鞘薑的莖富含水分，在山區缺水就靠它救命。

退休老師陳志鵬在走訪六龜里部落，田調記錄到近三百種民族植物，依用途分為：藥用（燈稱花、細葉紫珠、柘樹、地膽草、裂葉艾納香、咬人狗）、食用（山柚、虎婆刺、橙葉懸鉤子）、咀嚼用（燈稱花、大莞草）、口腔護理用（腺果藤）、纖維用（山棕）、洗滌用（厚殼鴨腱藤）和器具用途（麻竹）等植物。

「腺果藤又稱為『齒草』，以前小林村的大武壠族會咀嚼腺果藤，利用其汁液來染黑牙齒，認為可預防蛀牙。六龜里的大武壠族則是摘取腺果藤剛長出的新枝作為牙籤，稱為『齒戳』（khí-thok），也會撿拾大批腺果藤果實作成『鳥鼠黏』，老鼠身上被黏滿腺果藤果實後，就跑不動束手就擒。」陳志鵬說，大武壠族的生活和夜祭更少不了竹子，更多植物則因具有療效而被入藥治療疾病。

山上討生活不易，凡事只能求神明

早期六龜交通十分不便，醫療資源相當匱乏，「生重病需跑到卅幾公里遠的旗山街求醫，族人不是等死，就是求神問卜求草藥！」也是大武壠族後代的神農宮管理委員會主委陳志明說，以前在地江家、潘家、陳家各自供奉神農大帝、李府千歲、玄天上帝和觀音佛祖等神佛，日治時期日本政府嚴禁民間祭拜神明，各家族紛紛將神尊就地挖洞、挖牆藏起來，戰後再將神尊迎請回來，後來請到神農宮舊廟集中奉祀。

神農大帝看中火山「太師椅」地理，民國60幾年指示將舊廟遷來火山，20幾年後公祖廟也蓋在旁邊。陳志明說，神農大帝發現五穀，教導人們耕種和栽植蔬菜，並親嘗百草發明醫藥，開創國醫初基。在六龜作穡人的心目中，神農大帝簡直就是無所不能的天神，山上討生活不易，作穡人遇到工作不順或身體有病痛，只能求助神明。

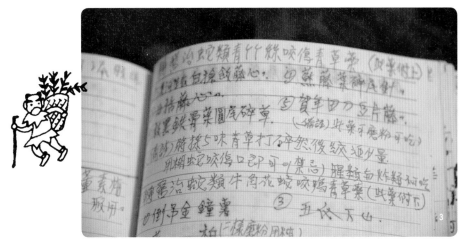

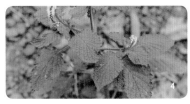

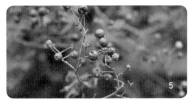

3 ｜郭文輝的筆記本已泛黃，上頭載明神農宮神尊指派的各項草藥藥方。

4、5 ｜六分大田地復育了十多種草藥，郭文輝對自己田地裡的藥草如數家珍。

「早年神農宮每位神尊都有專屬的乩童，信眾向神尊訴說疑難雜症後，神尊會透過乩童派草藥，再請懂藥草的人採摘回來，煎煮後服用。」陳志明苦笑說，「有草藥吃還好，聽我父母說，我到度晬還不會走路，來請示神農大帝，結果神農大帝派說要吃蟑螂！」

「吃蟑螂！」採訪團隊成員以為聽錯，露出一臉不可置信的表情、面面相覷，「聽說父母真的餵我吃蟑螂，而吃完蟑螂後，我就真的很神奇地會走路了！」陳志明講得一派輕鬆，採訪夥伴卻已經有人嘔聲連連！

採藥草人入深山，為村民尋找救命藥

神尊指派藥草治病，在地因此出現一批上山採藥的達人，「神明派出的草藥差不多有十幾樣，我們到山上砍材，沿途如有看到草藥就順道採回來，分享給需要的人。」77歲的黃榮貴曾是採樟焗腦的腦丁，對六龜深山植物分布瞭若指掌，他說，一般治囝仔病的草藥山下就有，但像靈芝、冬蟲夏草之類的珍貴藥材，只有人煙罕至的深山峻嶺才有，有人專門上山採摘，賣給中藥房做藥材。

藥草達人郭文輝帶領我們到他的田地找草藥，他在六分大田地撒種籽復育十多種草藥，但由於4月間乾旱缺水，草藥幼苗不是胎死腹中就是發育不良，「這是七層塔、五爪金英、肺炎草，都是以前的人治療肝病的藥草，這平埔語叫『瑪拉冬』，是吃退火的，另外這個豬母乳是囝仔藥。」郭文輝對每一株草藥如數家珍、侃侃而談，我們卻聽得滿頭霧水，拼命聽音辨字查資料勤做筆記。

郭文輝從他房間拿出幾本泛黃的筆記本給我們：「這裡面記載著從民國70年開始，神農宮神尊指派的草藥藥方，裡面都是曾救過六龜人的草藥。這都是當年神尊教我阿公，我年少跟隨阿公學習，未來是否有人傳承，就看神明的旨意了。」

藥房小檔案　　**PROFILE**

神農宮的舊廟原來在民生路，神尊來自
地方江家、潘家、陳家各自供奉的神農
大帝、李府千歲、玄天上帝和觀音佛祖
等神佛，民國 60 幾年神農宮遷至火山半
山腰，山上作穡人因經濟拮据，加上外
出就醫不便，到神農宮求神問卜是當時
最便利的治病方式，被六龜人視為身心
靈的守護神。

神農宮
地址｜高雄市六龜區華北街 60 號
電話｜(07) 689-1658

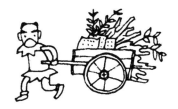

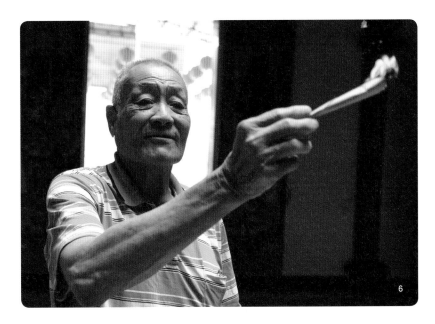

6｜郭文輝說，
神農宮裡的神尊
曾透過草藥救過
無數六龜人，但
未來是否有人傳
承，就得看神明
旨意了。

細心、關心也安心的帖方

撰文◎江舟航、攝影◎鍾舜文

MERCHANT

太和堂藥房

美月阿姨拿出她跟在公公身邊習得的祕笈，裡頭記錄著對應各式病癥的藥帖，從感冒風寒、皮膚搔癢到中暑退火等皆有解方。

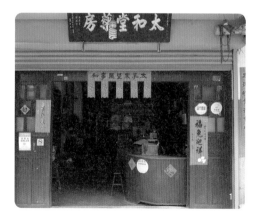

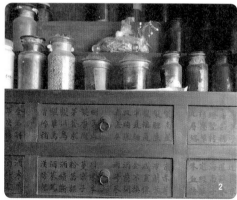

依山傍水的六龜，有豐富的自然生態資源，因林相多元且盛產樟木，在民國9年（日治大正9年）至60年代間，吸引了許多外地人遷徙而至。從謀生、創業到定居，成就了採樟及伐木產業的光輝時代，六龜亦是台灣原生山茶的最大產區。位於紅水溪谷的「彩蝶谷風景特定區」，常年氣候穩定並盛產適合蝴蝶繁衍、棲息的鐵刀木，在不同季節造訪，便能欣賞到淡黃蝶、鳳蝶、石墙、青斑等蝶類的美麗身影。台灣所產的蝴蝶有280多種，彩蝶谷便擁有250多種，可說是蝴蝶的故鄉，難怪作家劉克襄會說：「六龜，是台灣生態光譜上最閃亮的一顆星！」。

荖濃溪有著豐沛水量與蜿蜒河道，腦筋動得快的泛舟業者，順勢將六龜打造成南台灣最具規模的泛舟聖地；加上寶來里、新開里一帶的溫泉度假村大興土木、南橫開通帶來的大量人潮，以及蔣經國前總統造訪六龜育幼院的新聞效益。為一探這些傳說中的祕境景點，每到週末假日，絡繹不絕的遊客自全台各縣市蜂湧而至，民國70年代的六龜山城搖身一變為觀光重鎮。

六龜市街與北客聚落

而位於六龜區西側的義寶里，雖是全區中面積最小的一個里，卻是六龜的文教及商業中心，郵局、農會、學校、派出所、圖書館、藥房及各式商店，皆多設置於此。六龜市街的歷史可追溯至日治時期，樟腦產業逐漸從中、北部山區南移至嘉義、高雄一帶，採樟技術人員多為新竹及苗栗的客家族群，便跟著產業遷徙而來。而義寶里的地理位置利於囤貨及貿易，故在此興建了許多販售樟腦製品的「腦館」，為因應相關從業及商業人口之民生所需，各式旅館、酒家、商店順應而生，其中最具代表性的為日式旅館「池田屋」。早期以接待日本軍、警為主，二戰後轉移為六龜鄉農會使用，再由高雄客運公司承租，作為「高雄客運 六龜總站」。因而有很

1 ｜ 太和堂藥房是六龜市街上少數仍持續傳承的老字號中藥房。
2 ｜ 藥房裡的藥櫃、器具年歲皆已近百。

長一段時間，「池田屋」扮演六龜聯外的重要交通設施。

而「洪稛源商號」，是當時地方最具規模的商店，主要販售居民的日常用品外，還有原住民從山上帶下來的獸皮、山產及蔓藤；鼎盛時期的六龜人口有近兩萬多人。水能載舟、亦能覆舟，隨著政府頒布禁伐令、八八風災沖毀了寶來溫泉度假村，南橫部分路段受損封閉後，觀光產業大受影響，在地工作機會短缺，人口亦隨之外流。步行於六龜市街上，景致彷彿也停留在我成長的民國 70 年代。只是過去那些生意興隆的麵店、書局、柑仔店和照相館，不是大門深鎖就是門可羅雀，由於消費人口已不如過往，店家後代亦無接續家業打算，也讓傳續多代的老字號中藥房「太和堂藥房」的存在更具意義。

太和堂藥房的過去與現在

一走進太和堂藥房，很難不被各式磨製藥材的工具吸引，櫃台上的鐵製算盤、藥櫃裡的玻璃藥罐、碾藥的藥船到精巧的秤砣，眼前所見物品都已年近百歲。中藥房主人張美月阿姨笑著說：「我剛嫁來六龜的時候，那時市街還很熱鬧，每天好多人來抓藥，那時候你應該還沒出生喔。」太和堂藥房的位置就在距離六龜國小不到 30 公尺的地方，也是六龜早期最熱鬧的地方，而太和堂的歷程，得從美月阿姨丈夫的曾祖父鄧秀海說起。年少時期的鄧秀海研習中醫，早年便在苗栗頭份開設了太和堂藥房，而鄧老先生的四個兒子多為醫生。長子鄧德志從苗栗移居六龜後落地生根，其長子鄧別生（也就是美月阿姨的公公）共有四子六女，各有所長，在不同領域開花結果，可謂十全十美。

鄧別生的二兒子鄧維義在公家單位上班，就由太太張美月一邊打理家務，也協助公公的藥房生意。美月阿姨拿出她跟在公公身邊習得的祕笈，裡頭記錄著對應各式病癥的藥帖，從感冒風寒、皮膚搔癢到中暑退火等皆有解方。由黃蓮等藥材研製而成的「青藥粉」，對喉嚨不適、嘴角發炎特別有效，直到西藥普及的現在，仍有許多當地居民會將「青藥粉」備在家中。還有幫助兒童發育的「八寶粉」、老人養生用的「八仙藥」，可算是物資缺乏的農業時代，最實在的保健良品了。

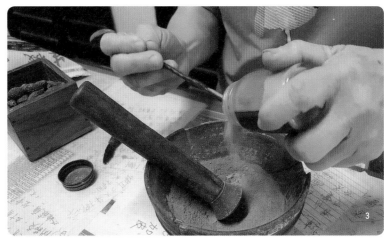

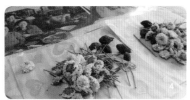

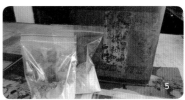

3 ｜由黃蓮等藥材製成的「青藥粉」，是當地居民至今仍會在家常備的一帖藥方。
4、5 ｜美月阿姨在公公身邊學習許久，任何疑難雜症與廚房、藥材帖方都難不倒她。

細心、關心到安心

「我小時候也很常吃青藥粉喔！」我對著參與「走讀六龜小旅行」的遊客們笑著說。其實美月阿姨其中一個兒子，是我國小同學，而對太和堂的第一印象，仍停留在兒時來找同學、打電動玩具的無憂時光。直到這些年開始記錄六龜地方人文，也因公部門之邀，多次帶隊導覽六龜市街，才有了不同記憶。而每回帶隊到太和堂，美月阿姨總會熱情地端出自己作的點心招待大家；不論是加入鼠麴草炊製而成的「客家草仔粿」、健胃消暑的「山楂茶」，或自種、自釀的「蜜漬橄欖」等。遊客品嘗後，便開始詢問四神湯、白木耳或藥燉排骨怎麼煮，甚至請美月阿姨抓配想入菜的藥材帖方，各式疑難雜症皆難不倒她！有時遊客踴躍的詢問，會讓原訂停留時間延後了幾十分鐘，美月阿姨也會耐心地回答完所有問題。而在每回走讀前夕，美月阿姨會主動與我確認時間及人數，也會叮囑大家藥材入菜的時間和火候，著實令人安心。看著美月阿姨熟捻地包著藥材，是幾十年累積而來的技藝與記憶，除了細心之外，我想，還多了一份關心。

藥房小檔案　　　PROFILE

創辦人為鄧秀海，先於苗栗開設太和堂藥房，長子鄧德志移居六龜後，在當時的熱鬧市街開設藥房，至今已有 106 年。目前老闆為第四代媳婦張美月，除了為民眾抓藥外，也接受客人預訂，販售自製的草仔粿及烏梅汁。

太和堂藥房
地址｜高雄市六龜區義寶里光復路 22 號
電話｜(07) 689-1020　營業時間｜08:00-18:00

6｜親切的美月阿姨總會熱情接待來店裡的老顧客。

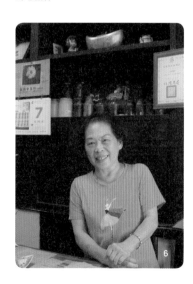

▲ 杉林

顧肝顧胃顧筋骨，藥草養雞人養生

撰文◎謝欣珈、攝影◎鍾舜文

MERCHANT

大野山雞

送癌友雞精，因為不捨癌友們化療辛苦，想幫助他們恢復體力。「做得到的就盡量做，要回饋社會。我太太念營養，我念藥學，兩個搭配起來養生是最棒的。」

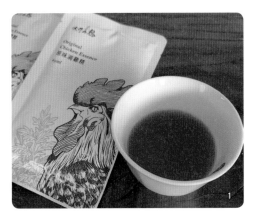 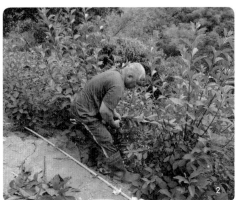

1 ｜最早會製作滴雞精是為了給老母親喝，現則開發為熱門商品。

2 ｜大野山雞特別種植、採收南非葉做草藥，添加入給雞隻的飼料當中。

養在山裡的雞活蹦亂跳，不管幾點都扯著嗓子咕咕大叫，鮮亮的羽色、艷紅的雞冠、飽滿的胸肌，肉質想必相當結實。「牠們非常兇喔！被咬到肉會直接不見！」負責養雞的哥哥黃啟山邊說邊砍長在雞舍旁茂盛的雜草，曬乾、磨粉之後會加進雞飼料裡。

要給雞吃雜草？「這是南非葉啦，是藥草的一種，非常苦，要顧雞的肝，可是這對小朋友來說太冷，吃了會一直發抖，所以我們用其他東西給牠補。」小朋友指的是另一區從零天開始養不到一個月的小雞，他拿出一包營養品加進要給牠們喝的水。「這是哇沙米的萃取物，還有 12 種菇類萃取物、靈芝萃取物。我們試過很多種，最後選這三種讓免疫力提升，成長也會比較平穩。」身體健壯之後再換其他藥草，除了南非葉還有土牛膝，要顧雞的膝蓋。

土牛膝名字的由來很直白，以前農業時代會讓牛拖很重的牛車，牛拖不動膝蓋一軟跪下來，農夫見狀割草給牛吃，牛就能站起來了！「所以土牛膝是用來顧筋骨的。

我們的雞養的時間比較久，一般 11、12 週成型之後就會送屠宰，我們養到 15、16 週，又吃得營養長肉，腳的負重也會比較大，沒有顧容易發炎腫起來，就會有異味。藥草基本上是一種預防保健，降低牠們生病的機率。」

讓雞吃藥草，助消化，還提升了換肉率

藥草養雞這個點子是黃啟山的老爸黃吉祥想出來的。原本就對動物有興趣，考進中興大學畜牧系之後發現理論與實務有落差不合意，轉去高雄醫學大學藥學系，可是對西藥越了解對未來就越煩惱：「我發現獸藥與人體用藥的組成都是一樣的，差別在醫療用藥的純度要接近百分之百，不純會有副作用。但獸藥 85％ 以上就能核准用藥，藥在醫院的使用有法定劑量，可是農民用藥就沒有這麼嚴格，用太多細菌會產生抗藥性。假如又是人畜共通的細菌，存活下來變成超級細菌，我們是不是會完蛋？」

3 │ 黃吉祥過去念藥學，太太則念營養，兩人持續研究養生與種植藥草，小兒子黃啟洋則負責烹調與經營品牌業務。

4 │ 大兒子黃啟山經營雞舍，對雞隻的健康與保健瞭若指掌。

5 │ 滴完雞精的雞骨不浪費，直接作為養豬的食物。

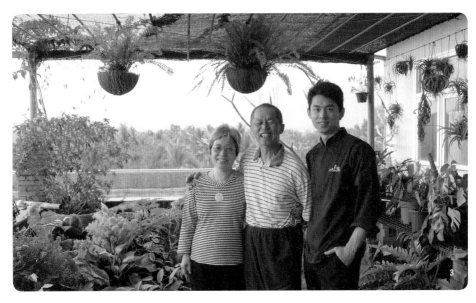

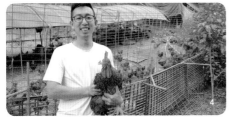

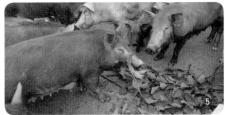

這是他開始自學中醫的契機，開始養雞則是自己開工廠之後閒暇時的興趣。十隻一組總共一百隻，用不同成分不同濃度的草藥來測試成長速率。吃什麼藥草會幫助消化、讓換肉率提高，「我點點滴滴地做，試到最後最有效的就是魚腥草跟穿心蓮，五爪金英也不錯。」

勤勞得出的結論和養出來的好雞後來也用在老母親身上。高齡 90 歲牙齒不好吃得少，「處於長期營養不良，免疫系統和修復能力會下降，所以老人家吃雞精很重要。雞精就像汽油，轉換養分讓血液運送到肌肉，又不會讓肝臟負擔，可是我媽有羶（hiàn）味就不吃。市面上的雞滴出來都有羶味，我想不然養個三、五百隻可以一直滴給她喝。」85cc 天天喝，降三高還成為百歲人瑞；高醫的朋友試過他的雞肉、雞精，好吃好喝，也紛紛向他訂購，一傳十、十傳百，雞的生意開始做起來了。

「先自我保護，不要等病了再來吃藥」

養在大野山下命名為「大野山雞」，現在由小兒子黃啟洋負責烹調與經營業務，黃吉祥還是持續地種植藥草。他今年要擴大試種馬來西亞的香茅品種，「含有豐富精油，給雞吃可以轉換成雞肉的風味。」旁邊還種了清熱解毒的金銀花、顧腸胃的白飯樹、抗癌的憂遁草。「我一直在收集癌症的草藥，它的特色是很寒，吃了身體會受不了，所以我叫我的雞吃、人再吃雞。我們稱做『生物濃縮』。」和太太與朋友成立「臺灣癌友身心靈關懷協會」送癌友雞精，因為不捨癌友們化療辛苦，想幫助他們恢復體力。「做得到的就盡量做，要回饋社會。我太太念營養，我念藥學，兩個搭配起來養生是最棒的。」

跟著大兒子黃啟山沿著雞舍再往上走，突然冒出了兩三隻母豬帶著一群小豬仔正要吃飯，牠們吃得津津有味的是滴完雞精堆成小山的碎肉殘骨。與其額外花人力清理，不如養幾頭豬幫忙吃，加上自家種的牧草與藥草，養得頭好壯壯肉質鮮美，多一筆收入又能讓更多人吃到乾淨營養的食物。「先自我保護，不要等病了再來吃藥，周遭的人覺得不錯就會效法，一點一點慢慢擴大。」像是野生的藥草淡出叢生茂密，到雞與豬的營養結實，再吃進一生的身體健康，死後回歸土地滋養萬物……善的循環生生不息，便是大野山雞給予的養生之道。

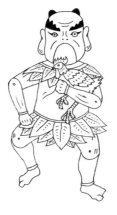

藥房小檔案　　**PROFILE**

草藥畜牧的先行者，由藥學系畢業後自學中醫的黃吉祥嘗試以草藥養雞，為人類健康、環境永續、動物福祉建立善循環，成功養出不易生病的健壯雞隻。後來由兒子們接手養雞事業，創立「大野山雞」品牌。

大野山雞

地址｜高雄市前鎮區正勤路 23 號（門市）

電話｜(07) 536-5065　營業時間｜11:00-19:00，每週四休息。

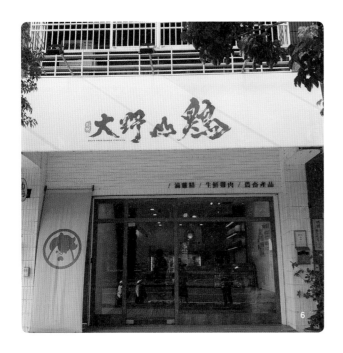

6｜大野山雞於高雄前鎮市區開設門市，販賣切塊雞肉、滴雞精、剝皮辣椒雞湯等商品。

撰文◎林佩穎、攝影◎鍾舜文

替地方人養生、
為辦桌師傅抓香

MERCHANT

永安藥行

內門這幾十年來辦桌事業風生水起，永安藥行也在其中，覓得商機；辦桌如果少了特定的藥材、香料，總舖師也似少了左右手。

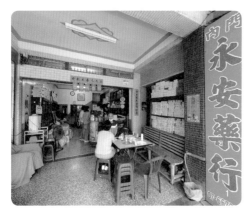

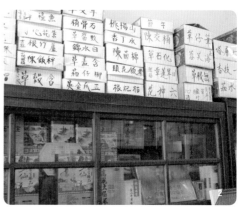

前往內門的路，總有些彎彎繞繞，從旗山出發，在丘陵與竹林之間曲曲折折的轉彎，終於到達內門的中正路。像是台灣許多小鄉鎮，名叫中正路的這條路，也是內門東向的主要道路，能夠來往台南或屏東。農會、幾間著名辦桌師傅，都在這條路上。坐落在整排販厝之間的永安藥行，就是我們這次的目的地。

主人家已經等著，走廊折疊桌上紅白塑膠袋中擺著鳳梨；5 月的台灣雨水不來，鳳梨大豐收，有農家朋友的大家都要幫忙吃，一人一顆甜滋滋的鳳梨，一點都不嫌多。永安藥行的老闆黃國書，與我們坐在門口閒聊，家裡的柴犬不時要蹭兩下，刷存在感。5 月母親節將至，櫃台旁擺上紅色的喜氣框裱，「光宏母範」金色的邊框閃閃發亮，一旁的椅子上有一顆需要兩手環抱的大南瓜，上面貼了紅紙，寫了兩個大字「恭喜」。山裡的中藥房，因為一群城市人的到來，顯得有些熱鬧。

勤儉務農維生的所在，到藥房裡抓一帖胃藥或退酒良方

經營中藥房的黃家，在內門如今已經傳至第四代，如果再往上從台中大甲開始算起，則是不可考。日治時期（民國 6 年，西元 1917 年）店主黃國書的阿祖在大甲鎮瀾宮開業，當時稱為「永安堂鵬記中藥房」，門額一脈相傳都稱為「永安」。阿公當時主要看病把脈、用藥，後來，全家移居高雄，最初定居在旗山，販售雜貨、米等等，再過了一陣子，爸爸看上了內門這塊地，才正式定居，並且重拾藥材買賣的本業。當時內門大多是稻草、田地、少有人居，但是這條路距離內門著名的紫竹寺很近，爸爸說，要做生意就要靠近寺廟，果然眼光精準；這裡漸漸形成聚落，也因為往來要道的特質，開闢出一片藍海。現在的店主黃國書，小學四年級的時候，就開始在家裡幫忙備貨、處理當時店裡還有做盤商的工作，一直到專科畢業，回到店裡繼承家業。

1｜永安藥行座落於內門整排的販厝之間。
2｜藥櫃上整齊堆疊著各式藥材。

「內門土黏、錢鹹、查某勤又儉。」店主隨口道來俗語，貼切形容了內門的生態：大多務農維生，民風勤儉又勤奮；店內有幾帖藥方，包含胃藥、喝酒胸悶退酒等都有口碑。除了往來要道的旅人，內門的居民也不時上門，過去還會有紫竹寺的信徒帶著觀音佛祖的指示前來，且分為大人科、小兒科、眼科等等，現在則因藥事法的規定，已經沒有經營此業。

辦桌也成中藥房商機！為總舖師提供料理用藥材與香料

內門這幾十年來辦桌事業風生水起，永安藥行也在其中，覓得商機；辦桌如果少了特定的藥材、香料，總舖師也似少了左右手。店主給我看一張揉得皺皺的小小紅紙片，紅紙上密密麻麻都是內門總舖師的名字，細細一數竟然將近 50 位。辦桌常用的材料當歸、川芎、肉桂、桂枝、丁香、大茴香、小茴香，等等，永安藥行一應俱全，而且品質良好。如果是腥味比較重的，通常味道也需要重一些，就要用到草果、白荳蔻等，雞肉則會搭配比較清淡的香料。永安藥房會自己研發藥包，定期給總舖師試用；四物、十全大補、金線蓮、香酥鴨、羊肉爐，都是熱賣的品項。

永安藥行備有的材料品質、風味良好，但是價錢也有一定水平，有些只感覺到價差，但總有內行的人知道其他。過去，曾有在山裡漫遊賣藥的郎中，來中藥行配過藥，因為價差嫌棄不止，直說毫無利潤。不久後，又口嫌體正直地上門，一問之下，才知道，這次配的藥不是要賣，是要自己服用，可見一斑。

中藥行門口有一幅對聯，上聯「永日延年全憑妙藥」，下聯「安仁守己惟在四方」，橫幅「永久人居之則安」。這是祖先傳下來的對聯，每一年都用新的紅紙，寫下一樣的字句，是家訓、也是傳承的鼓勵與提醒。我們請一家人站在永安中藥行的門口，在對聯之間，從頭家媽、頭家黃國書夫婦、小頭家黃大銘夫婦，還加上剛出生不久的小寶寶，家裡的黑柴被抱著的扭來扭去。一張全家福，5 月的太陽下，一家人笑起來燦爛無比。

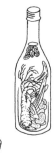

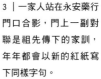

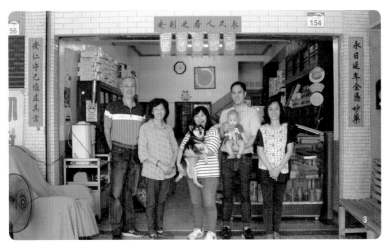

3｜一家人站在永安藥行門口合影，門上一副對聯是祖先傳下的家訓，年年都會以新的紅紙寫下同樣字句。

4｜過去許多居民會到附近紫竹寺求取觀音佛祖指示前來抓藥，並分為大人科、小兒科、眼科等。

5｜現在永安藥行以服務內門總舖師為主，並會自己研發香料、藥包。

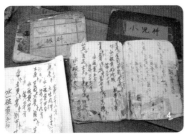

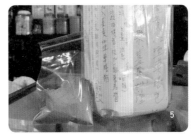

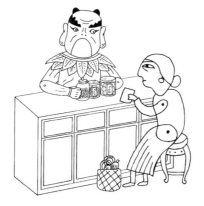

藥房小檔案　PROFILE

鄰近內門紫竹寺的永安藥行，現在已經傳承至第四代，第一代源自大甲鎮瀾宮永安堂鵬記中藥房，第二代是內門第一間中藥房，擔負地方養生重任。現在主要做總舖師的生意，並繼續以日常調理等服務鄉里。

永安藥行
地址｜高雄市內門區中正路 154 號
電話｜(07) 667-3969　營業時間｜8:00-20:30

南麓藥草球

嗅

適合當代人舒壓的一球芬芳

把山間滿溢的藥草泉源，打包、濃縮後滋養各地的人

撰文◎劉怡青、攝影◎許豐凱

茂林─瑪吉姆姆

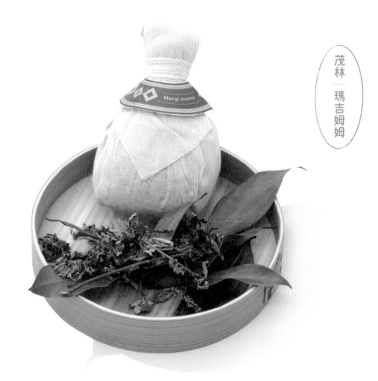

以土肉桂、艾草、澤蘭、大良薑等多種季節性植物製成，熟悉茂林原生植物的瑪吉姆姆，將在地草藥文化再研發、應用於芳療市場，製作能夠放鬆身心的藥草球。只要將藥草球用熱水浸濕後入鍋蒸 10-15 分鐘，或微波加熱 3-5 分鐘，即可拓壓或熱敷於酸痛處。溫熱又帶著芳香氣味的藥草球，造型可愛，五感都獲得放鬆，但要小心燙傷與避免接觸傷口。

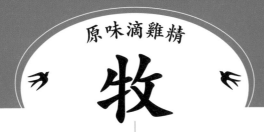

原味滴雞精

牧

以草藥取代飼雞的動物用藥，
環境與人都永續

杉林｜大野山雞

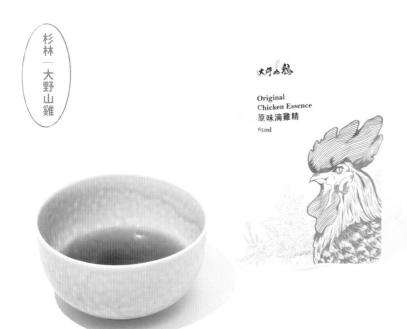

大野山牧場嘗試以草藥畜牧，在山間廣植各種草藥，以此取代雞隻飼養過程中的傳統動物用藥，創新地將過往人服用的中藥，轉化為調理雞隻健康的良品。大野山雞位於高雄市區的門市除了販售切塊雞肉、調理包等，也開發小包裝滴雞精，符合工作繁忙的現代人需求，簡單就能加熱飲用，隨時補充能量、調養身體。

山線創生記

由於早期物資較為缺乏，生活在山裡的人們多需要倚靠中藥房，做為最主要的疾病醫療與症狀緩解的據點。隨西醫推行，中藥房重要性漸減，但滿山藥草仍在。為了讓古老智慧不失傳，他們將藥草轉化、濃縮為適合當代人日常使用的創新商品。

倚海生

臨海與港，
以人情的溫火慢燉滋養

茄萣・永安・梓官・左營

鹽埕・旗津・前金・苓雅

前鎮・小港・林園

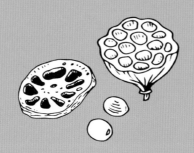

海線導讀 ———

撰文◎曾愉芬

中藥，是台灣飲食文化非常獨特的一環，中藥店更是我們生活中不可或缺的夥伴。昔日在現代醫學尚未普及發達前，藥舖替人看診、調製藥材、提供諮詢，長時間與客人建立的，是一種信任與關懷的相互關係；而中藥店在地方上扮演著守護健康的角色，也形同是社區鄰里的安全網。

在鹽埕的春發中藥行、梓官的一凡堂、苓雅的仁德藥舖，旗津的茂生藥房，以及林園的益善堂，都是在地方經營兩代以上的老字號藥房，每日都有固定的常客上門，包個 50 元胡椒粉，拿個兩帖四物。藥房主人像是社區的照護者，陪伴街坊鄰居日常生活。

事實上，許多藥房也因為有年輕人的參與，讓所謂的傳統產業有了新世代的樣貌。位在茄萣崎漏漁村的德興堂中藥房，在數年前公部門的輔導下，推出以興達港討海主題的藥膳料理與養生茶飲等產品，在地方廣受好評，老闆夫婦與返鄉的子女們現在更朝向電商平台發展，拓展商機。另外，遷自於紅毛港的輝峰（裕峰）中藥房，店舖在小港落腳後，生意逐步交給自中國研習取得中醫文憑的兒媳，年輕人不僅承襲紅毛港人的特殊漢方帖，更以漢藥配方為本，研發臭臭鍋和辣椒醬，深受來自各地嗜辣

的老饕喜愛。

隨著食藥分家的制度改革後，中藥店也力求轉型，突破舒適圈尋找新藍海。左營具有百年祖傳智慧的正信堂國藥號，邀請知名設計師重新包裝，將商品賦予新的視覺美感，同時融合中藥文化內涵，吸引消費者目光。在前金的永興中藥行，更研發針對現代人生活需求的藥膳燉補湯、水餃、飲料等多種即食食品，將藥膳飲食文化發揮到極致。另外，我們也看到中藥文化的多角化經營，在永安的良昌中藥房，劉水木中醫師以自己中醫與獸醫的專業知識，轉化應用，培育出健康循環的白蝦養殖事業。而前鎮的回春青草茶，則是店家孫女將老店轉型為新型草藥茶飲店，以兼容懷舊與文青感的裝潢設計，打造屬於年輕世代的市場。

這次走訪港都台 17 線上的中藥店家，有座落於市中心、面臨港區或是靠在海邊的，從每個店家的對談與觀察中，我們見識到中藥文化的底蘊，聽聞到地方故事的淚與笑，經歷了傳統產業的興衰，更領略到這門行業、這些職人，無論是看待生命無常，或是面對多變的大環境時，仍然保持樂觀開放的態度，憑藉著自己的專業與熱忱，為現代人解決各類的疑難雜症。

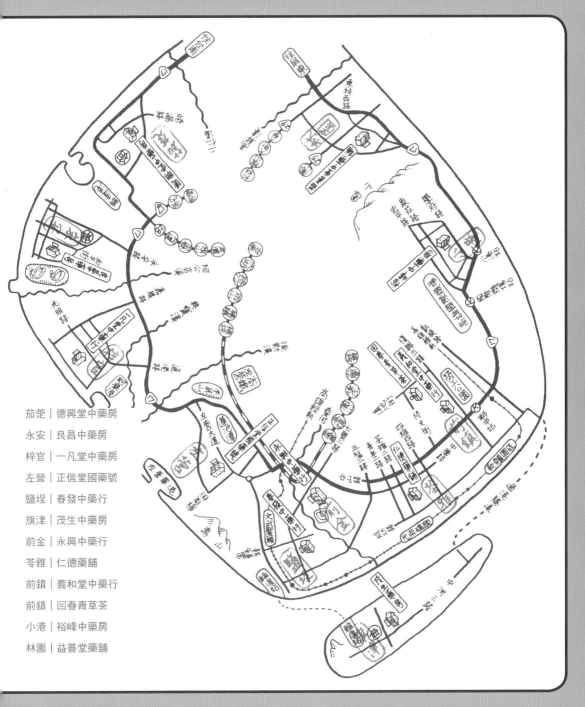

茄萣｜德興堂中藥房

永安｜良昌中藥房

梓官｜一凡堂中藥房

左營｜正信堂國藥號

鹽埕｜春發中藥行

旗津｜茂生中藥房

前金｜永興中藥行

苓雅｜仁德藥舖

前鎮｜義和堂中藥行

前鎮｜回春青草茶

小港｜裕峰中藥房

林園｜益善堂藥舖

≋ 茄萣

二代藥人用心守護
海口人

撰文◎羅莎、攝影◎鍾舜文

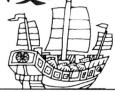

MERCHANT

德興堂中藥房

顏麗雪考取中餐丙級執照，並研發出符合大眾口味的藥膳料理，如藥膳豬心、豬肚、肉骨茶等，而最特別的莫過於「討海套餐」；套餐中的「紅蟳養生燉膳」結合了保健視力的中藥材和在地的漁產特色，守護討海人健康。

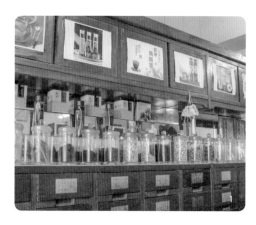

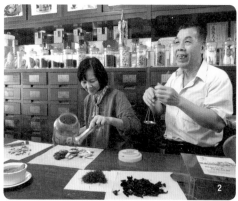

被稱為烏金故鄉的興達漁港位於茄萣，茄萣以此和情人碼頭、黃金海岸等景點聞名，但興達漁港實為崎漏聚落的一角；若沿濱海公路往北漫步約十餘分，方能轉進崎漏的聚落中心。當走經一段羊腸小徑，越過一條潺潺小溪，望見一片灰色空地時，一座莊嚴廟宇隨即映入眼簾，那就是作為地方信仰中心的「正順廟」。

在海水鹹味的簇擁下拾級而上，可至廟裡焚香稟告來意，擲筊請求大使爺公賜予藥籤——在西醫、西藥不似今日普及的年代，猶如為迷航病患指引方向的海上燈塔——隨後帶著這紙藥籤，拐個彎來到鄰近的「德興堂中藥房」，便能抓取相對應的藥材。

擲得三個聖筊，決心從台南赴茄萣重新開業

若說起德興堂中藥房和崎漏的緣分，那可是相當特別的。德興堂老闆周甲三 26 歲時來到茄萣拜師，師承劉勇，學成後回到台南楠西，接手父親周獅於民國 6 年創立的中藥房——壽生堂，但生意差強人意。劉勇常建議他將中藥房搬遷至茄萣，畢竟海口的生意比較好做，「你若是做袂起來，彼是你的命；你若是會當做比我閣較好，人會講我教這个師仔足好，比我閣較厲害。」然而周甲三不願落得「背師」的罵名，從未接受師父建言。在楠西苦撐了四年後的中秋節，周甲三到茄萣拜訪師父，又打算到興達漁港買些海產，恰巧路過崎漏，邂逅了現在德興堂的這間店面，才終於被劉勇說動，決定離開楠西、落腳茄萣。

在那之後，周甲三偕妻子顏麗雪多次來到崎漏踏查，想探探廟口的菜市場，卻都是無功而返，直到遇見一位老坐在廟口的廟方主任委員，才知道自己總是來錯了時間。這裡的菜市場買賣時間非常早，大約 5、6 點開市，8 點左右就「散市」了。知道周甲三夫婦是來買房子做生意的，這位主委熱心地告訴他們如何到「大廟」擲筊求得神明同意，夫婦倆遂記下門牌

1、2｜周甲三偕妻子顏麗雪由台南楠西來到茄萣崎漏，重新經營起中藥房，並獲得保生大帝賜予店號「德興堂」。

號碼來到正順廟，向大使爺公誠心詢問，果然連得三個聖筊。回到楠西，周甲三又稟明家中祀奉的保生大帝，保生大帝則示下：靠近海口、靠近水的地方將會有好發展，並且另賜店號「德興堂」。

結合視力保健藥材與漁產特色的「討海套餐」

初到崎漏，周甲三總算見識到何謂「海口的生意比較好做」。討海人日日見財，今天抓不到魚，明天再抓；作穡的則是一年一次收成，今年收成不好便只能等明年了，因此海口人海派許多。比起以農作為主的楠西，坐月子頂多抓一百元的藥材，茄萣則大多三、五百元在抓，平時也常到藥房抓藥燉補。

有別於傳統中藥房，德興堂除了按藥方抓藥之外，還以「藥膳」聞名；一是因應茄萣人愛吃補的習性，二則是受到「醫藥分家」影響。在民國 86 年之前，中藥房不僅能開藥，還能看診，但當「醫」、「藥」兩者分界確立以後，中藥房的客源便減少許多，要在逐漸沒落的中藥環境中繼續生存，唯有轉型。顏麗雪為此積極考取中餐丙級執照，並研發

出符合大眾口味的藥膳料理，如藥膳豬心、豬肚、肉骨茶等，而最特別的莫過於「討海套餐」；套餐中的「紅蟳養生燉膳」結合了保健視力的中藥材和在地的漁產特色，守護討海人健康。

就連店內熱銷的保健飲品「黑木耳露」，也是受到中藥材市場價格波動影響而研發的。落腳崎漏之初，周甲三便遵循家神保生大帝指示，潛心鑽研心血管疾病的對治方法，還曾向中盤商買下高達一百斤（大約貨源五分之二）的番紅花，甚至因此讓三本銀行存簿見底。哪裡知道半個月後番紅花竟漲了價，而周甲三不敢忘記父親曾說的話：「開藥房做藥的人要有良心。」仍依過去一貫的價格販售。番紅花作為通血路的藥材，一直是德興堂不可或缺的一味藥，但藥材曾大幅漲價，甚至漲到了一帖七、八百元，不禁令顏麗雪擔心病患是否全負擔得起。恰巧當時媒體報導「黑木耳是體內清道夫」，她遂苦心研究，終於嚴選台灣白背黑木耳，融合中藥材，精心熬煮出可作為心血管保健的膳食飲品。

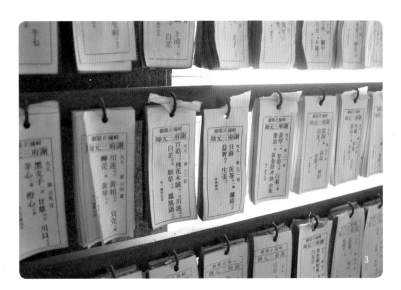

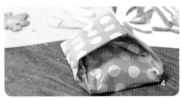
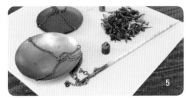

3｜西醫、西藥尚不普及的年代，藥籤猶如迷航病患的海上燈塔。

4｜在包「虎頭包」時，需要用「虎口」壓出摺線，象徵用虎口「斬斷病筋」。

5｜以象牙製成秤桿的戥秤流傳逾百年，平時收藏於櫃中，僅在量測較高價的藥材時會使用。

未來轉型目標：以誠信為本，建構自己的網路電商

民國 109 年，周甲三和顏麗雪兩人的藥商執照已分別由小兒子和女兒繼承，後來，小兒子甚至放棄電腦工程師的工作，和媳婦一起回到德興堂，連左鄰右舍都對周甲三說：「恁囝足有勇氣！」

目前德興堂的產品眾多，除了藥膳食補、保健飲品外，還有漢方茶包、滷味小包等，更計畫研發各式湯底及素食藥膳。但礙於人力有限，且尚在調配冬夏二季的商品項目，故網路販售的細節還在一面由小兒子自架網站，一面仔細斟酌著；唯一確定的是：未來任何上架商品，都將本著和老闆周甲三經營德興堂一樣的理念，使用較好的藥材，並訂定大眾都可接受的價格。期盼透過全新的銷售通路，將藥膳食補推廣給年輕一輩的朋友，讓大家先入手，再了解，最後願意親自回到藥房來——這才是德興堂轉型的終極目標。

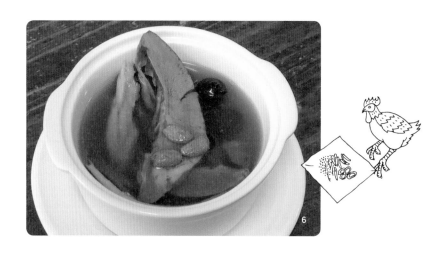

6

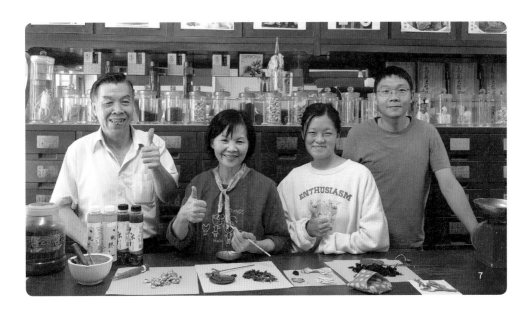

6 ｜ 顏麗雪研發出符合大眾口味的藥膳料理，如藥膳豬心、豬肚等。

7 ｜ 周甲三的小兒子放棄電腦工程師的工作，和媳婦一起回到德興堂，盼將藥膳食補推廣給年輕朋友。

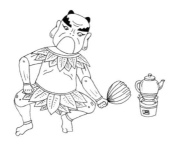

藥房小檔案　PROFILE

從山間到水邊，從傳統到現代，從藥方到藥膳，德興堂中藥房一路轉型，至今已研發各式藥膳食補、保健飲品、養生茶包等產品，縮短中藥與你我之間的距離。

德興堂中藥房

地址｜高雄市茄萣區崎漏路 86 號

電話｜(07) 698-8146　營業時間｜8:00-21:00，

每週日、一 8:00-20:00。

走向中藥白蝦的機緣旅程

撰文◎林芷琪、攝影◎盧昱瑞

MERCHANT

良昌中藥房

這幾年從公司退休後，劉水木專職經營「沐昶海鮮」，每天五點多起床，稍微梳洗一下就到離家不遠的魚塭去照顧白蝦，幾乎整天都要處理繁瑣的工作。那需要他中醫藥專長的人要怎麼找他呢？

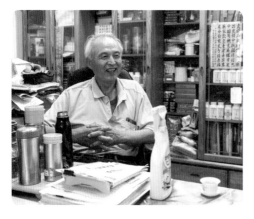

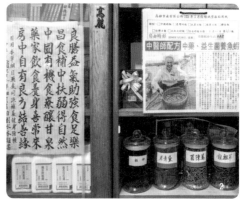

「劉水木他家在哪裡？」司令的吉普車開進庄裡面的時候，引來了一陣騷動，神色緊張的傳令兵到處問人，鄰居紛紛相探問「他是逃兵喔？不然你們怎麼會追來這裡？」「沒有啦！軍中有事要叫他趕快回去。」住在附近的阿伯這才放下心來，把人帶到住家前。輾轉搭了半天的車剛到家的劉水木，很快地又被帶回營區。

我們一邊喝著劉水木用清華桂泡的養生茶，一邊聽他說起這樁陳年往事。「我原本在海軍陸戰隊是司令部警衛連文書，現代五項運動協會要找獸醫人員，那時候前前後後都找遍了，竟然只有我一個獸醫，所以就把我外調過去。先到后里馬場培訓半年，之後我帶了 27 隻馬回到左營馬場。」司令的車從左營開到永安的那一天，有匹馬患了絞腸痧，兩個值班的獸醫官束手無策。若是領有軍餉的馬匹救不回來，解剖發現是醫療失誤，獸醫官會被判處軍法，司令也要連坐處分，於是急急忙忙把那天正好輪休的劉水木找回去。聽得入迷的我們問：「那馬後來救活了嗎？」他好整以暇笑笑地回答：「我原來不大會喝酒，司令在慶功宴上敬了一小杯，我就倒了！」

幼年受仁醫影響，對醫藥助人產生興趣

永安四處都是魚塭，家裡有養魚也養豬的劉水木從小在這環境下，高中選讀台南高農獸醫畜產科。學校設有動物診療所，校友飼養的牲畜出了問題都會回校尋求協助；科主任特別看重他，經常讓他幫忙拿著藥包，騎著摩托車一起出去看診，「我在科主任身上學到很多很多，不只有小動物，還有大動物像牛羊馬，所以我在軍中那一次才沒有出狀況。」

而他對醫藥的濃厚興趣還受到一位溫醫師的影響。在岡山空軍醫院擔任外科主任的溫醫師，跟劉水木的父母租房子，劉水木印象中他們下課回到家，整個家裡滿滿都是要找溫醫師看診的人。「他只要看到我們庄裡的人穿著看起來不是太富有，

---

1 ｜劉水木自小對醫藥有著濃厚興趣，曾在軍中成功救治馬匹。
2 ｜曾有報紙報導劉水木成功研發雞隻飼料加入中藥配方，目前應用在自家的白蝦養殖上。

就會問我爸爸媽媽對方的家境怎麼樣？我爸爸都會照實跟他說。以前的人很老實，拿了藥會問醫生這多少錢啊？他就會說：『你先拿回去吃，如果有效再來結帳！』我真的很少看到醫生的醫德那麼好，我慢慢覺得醫生可以救人，還可以做這麼好的事情。」

溫醫師開啟了劉水木對於從事醫藥的認識和興趣，高農畢業當完兵後，他先是在外商藥廠做業務工作，並到高雄工專進修化學，後來轉到國內藥廠。這段期間他發現有一些中藥成分也很好，開始產生興趣並專注投入研究，還多次到中國學習中醫及參與交流，同時開設了良昌中藥房並取得中醫師資格。接著換到另一間製藥公司上班，參與開發動物藥品，體驗了從最多幾公斤的小訂單到養豬業客戶一次下訂都是半噸的巨大差異。

研發中藥入雞隻、白蝦飼料配方，造福易敏體質

轉到台榮公司擔任飼料營業部獸醫兼業務主任時，他研發出加入中藥的雞隻飼料配方，讓嘉義雞農順利轉型生產出香氣特殊、口感綿密的機能蛋，讓有慢性疾病的人食用動物性蛋白質時，可以更容易吸收和代謝，對身體較無負擔。他再把這樣的技術和配方，應用到自家在阿公店溪旁的魚塭水產養殖，發展出「中藥白蝦」。魚塭引入中油用於冷卻降溫、被稱為「鑽石水」的純海水，獨家配方的飼料中加入發酵過的高麗人蔘等數種中藥和益生菌，也以益生菌進行水質保養；高成本的飼養，讓白蝦可以增強免疫力，並在體內循環代謝之後，改善肉質，「我們給牠吃的東西都非常健康，而且又對身體比較無害，想著這樣比較對得起自己的良心。」原本愛吃蝦但一吃就全身搔癢過敏的太太和大兒子，也終於得以大飽口福。

這幾年從公司退休後，劉水木專職經營「沐昶海鮮」，每天 5 點多起床，稍微梳洗一下就到離家不遠的魚塭去照顧白蝦，幾乎整天都要處理繁瑣的工作。那需要他中醫藥專長的人要怎麼找他呢？他說：「我一直有一個心性，就是隨緣，機緣足我就去做處理。」什麼是機緣？「我就是聽不得人家唉（聲嘆氣），心軟！」現在每逢星期六、日，他都會帶著中藥白蝦到永安菜市場，或許有機會可以去跟劉水木結緣。

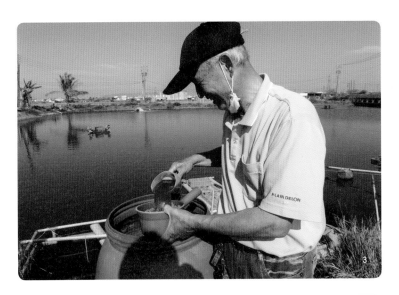

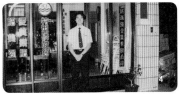

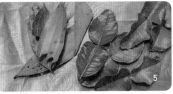

3｜獨家配方加入發酵過的高麗人蔘等數種中藥材和益生菌，高成本飼養讓白蝦增強免疫力。

4｜劉水木先後在外商及國內藥廠工作，並到高雄工專進修化學，也曾參與動物藥品開發。

5｜日常沖泡飲用可保健養生的清華桂葉和香水檸檬葉。

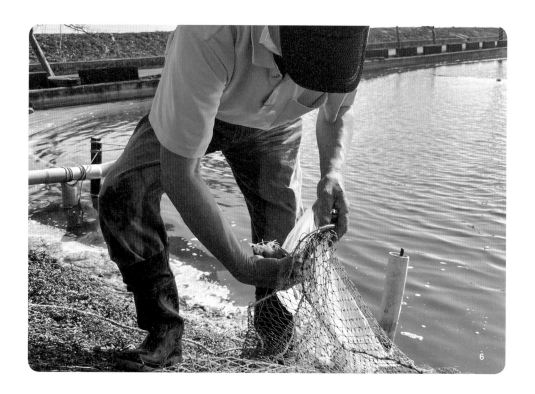

藥房小檔案　PROFILE

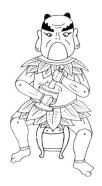

劉水木從獸醫師專業，在藥廠工作參與藥品開發，開設良昌中藥房、成為中醫師，到以中藥配方飼料養殖水產，這一路走來的每一步都是機緣具足的相互扣連。現在每個星期六、日他都會到永安菜市場販售中藥白蝦，有興趣的朋友不要錯過。

良昌中藥房／沐昶海鮮

地址｜高雄市永安區永華里和平街 25 號

電話｜(07) 691-2335

6｜劉水木養殖的白蝦讓有過敏體質的太太和大兒子也能大飽口福。（林芷琪攝）

梓官

撰文◎謝沛瑩、攝影◎余嘉榮

海與藥方皆恆久不變

MERCHANT

一凡堂中藥房

戴老闆提點了一個中西醫都適用的養生之道，「真藥醫假病，真病沒藥醫」。比方說感冒、咳嗽這種能被醫好的症狀，就算不醫好也不會真的致命，所以說起來其實不是「真病」；但你如果不處理、或吃了假的藥，症狀就會一直困擾生活。

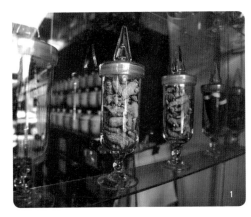 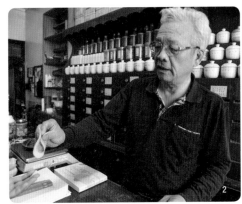

1、2｜戴老闆繼承了父親的老藥房，好好地保存下了老店的原貌。

「我爸爸從出生到走，都在這一塊地上。」站在檜木藥櫥前的戴貴裕先生指著腳邊。戴老闆的父親從向舅公學成開業起，在櫃台前站到 79 歲倒下為止，六十餘年的時光，從未想過要退休。抽屜上面的藥名是父親親手寫上，戴老闆說，他盡量不要變動父親留下來的習慣。

老藥方作為定海的錨

往蚵仔寮的路上我非常不爭氣地暈車了。戴老闆看到面色鐵青、一張口彷彿就要吐出五湖四海的我，拿出自用的脾胃保養粉要我配水喝下；一陣苦涼從舌尖散開，隨即回甘、緩緩沁入整個口腔。定下心神環顧四周，除了藥櫃，門、窗框、木樑看起來都是檜木，我站在一堆珍貴老木料當中，明知故問地請老闆拿出一些很棒的舊東西時，他掂著純銅的研磨缽問，這個如何？「六十幾年了，我還在用啊，你看裡面還有薄荷腦的殘粉。」

戴老闆退伍後開始正式繼承家業，現在則是跟哥哥一起經營，輪流休息。問起習藝過程，他只說，熟能生巧啦。「一開始我們也都什麼都不知道啊，但久了之後就能分辨，什麼是真的、好的東西，那些不會騙人。」雖然要了解的東西又多又雜，但正確的事物在長久學習歷程中不會改變，做到習慣之後總是能記起來；「最後就是到客人講什麼我們都知道，那時候心裡就有個底了。」

戴老闆說，中藥大概三千多種，他知道的大概一千多種，但現在一間藥店大概存放三百種就足夠業務所需。除了年輕從業者未必有辦法理解那麼多藥材之外，有些藥材也太過珍稀，「你如果講到，我還會知道這個東西，不過現在可能找不到了。」縱使存在替代品，但還是會有微妙的差異。「畢竟原先的藥方可能幾千年下來都沒有變，神農氏有些藥方到現在都還在用，總是有它的理由。」那是幾千年以降的大數據統計；也是縱使滄海成了桑田，也恆久不變的錨。

3｜藥櫃抽屜上的藥名都是
戴老闆的父親親手寫上。

4｜戴老闆說，中藥約三千
多種，但一間藥店大概存放
三百種即足矣，許多珍稀的
藥材也難再覓得。

5｜藥櫃上堆疊整齊的盒子，
裡頭裝載的藥材種類眾多。

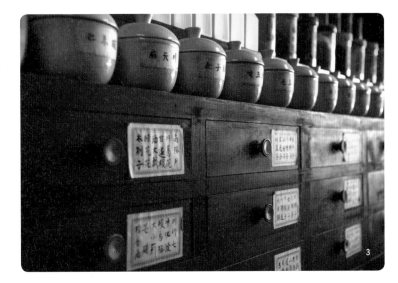

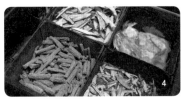
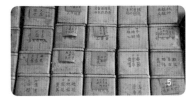

「假病真醫」的養生之道

跟父親一樣，戴老闆從來沒想過要遠離這一
行；雖然中間曾經短暫離開過中藥房，但也
從事跟藥材進口相關的工作。「我自己對中
藥有興趣，學越久，覺得越有意思。中藥最
有趣的地方是一直可以研發、調整。這個行
業沒有底。博大精深；需要持續研究、了解

人的變化與環境的變化。」戴老闆進一步解
釋，儘管老藥方跨越千年仍然有效，但氣候、
水土、人的身體素質在改變。古代人可能只
需要吃一點點藥，但因為氣候轉變，藥材的
藥性降低了，同時因為現代人吃食更雜亂，
所以原本的劑量已經沒辦法推動人們遲滯複
雜的身體。

當地人較常購買顧經絡、消化保養的補品。就戴老闆觀察，現代人普遍氣虛，另外也因為習慣吃精緻食品，所以消化系統很容易變差，文明病也是這樣來的。但一般人的氣虛狀況不難解決，「就四物認真吃就好了。四物真的是又簡單又好用的東西，你認真吃一段時間就會有感覺了。」至於老闆自己的養生祕方，竟然是營業餘料。「一般製作藥的時候自己會先吃，還可以的話才會賣出去。做太多的自己也會吃掉。」

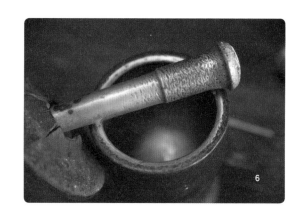
6

最後戴老闆提點了一個中西醫都適用的養生之道，「真藥醫假病，真病沒藥醫」。比方說感冒、咳嗽這種能被醫好的症狀，就算不醫好也不會真的致命，所以說起來其實不是「真病」；但你如果不處理、或吃了假的藥，症狀就會一直困擾生活。反過來說，有些症狀如果放置不管，不就醫找尋病根、也沒改善生活習慣，哪天拖成重病，藥石無效，「只能哪裡快樂哪裡去了啦。」

暢談至此，我忽然發現暈車想吐的狀況已經消散無蹤。幸好是假病，我充滿感激地想著。

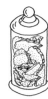

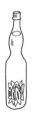

6 ｜純銅的研磨缽已經使用六十幾年，至今仍是日常磨製藥材的好幫手。

7 ｜戴老闆認為無論中西醫，「真藥醫假病，真病沒藥醫」這點都是適用的養生之道。

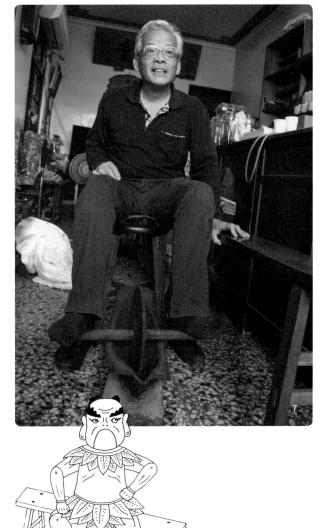

7

藥房小檔案　PROFILE

接替一生都站在檜木老藥櫥前的父親，戴老闆與哥哥如同蚵寮港邊的纜樁，在不斷遞嬗的環境中，將老藥方調整成適合現代人的滋補之道。做好藥先嘗一口、做太多就自己吃掉，就是老闆自己的養生祕方了。

一凡堂中藥房

地址｜高雄市梓官區光明路 97 號

電話｜(07) 610-1759　營業時間｜9:00-20:00

左營

順應時代，
開展百年漢藥文化

撰文◎朱珮甄、攝影◎鍾舜文

MERCHANT

正信堂國藥號

「中藥材都是草本植物，當我們在強調品嘗原型食物的時候，中藥材就是最好的原型食物啊。」賴慧容招呼客人到一半突然有感而發地說。

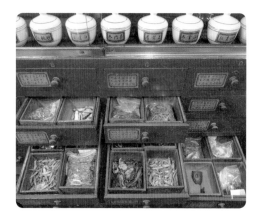

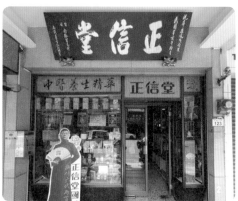

週末近午，對街一整排飲料店的正信堂國藥號，陸陸續續有著年輕熟客上門，吩咐完需要的藥包後就跑到對街買手搖飲，「跟年輕人談中藥和養身，他們現在這年紀聽不進去啦～我們都年輕過啊。」正信堂國藥號二代掌門人徐義源不改往常帥氣姿態，這天特地穿上西裝迎接採訪團隊，隨著訪談進行，慢慢理解了徐醫師口中「我們都年輕過啊」這句話真正的意涵。

「正信堂」名號來自於徐義源的父親徐正信，事實上徐家來台祖二百多年前在桃園落腳後即開始行醫，至今後代多仍經營中藥行。民國 53 年徐正信在左營當兵退伍後，正信堂國藥號正式在左營大路上開業，徐正信成為家族中唯一落腳高雄的後代。

中藥材其實就是草本植物與原型食物的代表

跟父親徐正信一樣，徐義源當兵期間在部隊免費幫同袍看診，那幾年家裡陸續提供了幾十萬的免費藥材。「我退伍回到家裡，父親只用兩天的時間做交接，之後他就再也沒有管過這間店了。」民國 54 年出生的徐義源，在 25 歲那年正式接手正信堂國藥號。

已經 77 歲的正信堂國藥號把老中藥行文化賣得很「新」，從櫥窗擺滿寵物草本沐浴露到品牌 CIS 重塑，還在知名設計品牌電商平台 pinkoi 開店上架。徐義源其實從來就沒有刻意要跟年輕一代溝通「中藥文化」，但把中藥文化做得這麼創新，只是希望可以改變大家對中藥的既定印象，「中藥材都是草本植物，當我們在強調品嘗原型食物的時候，中藥材就是最好的原型食物啊。」賴慧容女士，宜蘭人，是徐醫師的生命夥伴，招呼客人到一半突然有感而發地說。

與徐醫師為護校同學，賴慧容婚後從台灣最北邊的宜蘭搬到台灣南邊的高雄，最不習慣的就是 —— 高雄好熱。科學中

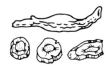

1｜不安於世的個性，正信堂顛覆大眾對中藥行的既定印象。
2｜以傳統中藥材為基礎，徐國信跟上時代的腳步，讓傳統開始創新。

藥問世初期的確為傳統中藥行帶來極大的衝擊，粉末狀、調配好的中藥粉提高了便利性，看中醫的人口也增加了，但消費者對中藥材草本原型的樣子就會越來越陌生。中藥文化與知識的流傳，一直都是徐義源和賴慧容最在意的事情。

現代人養寵物不養小孩，於是展開漢方的寵物市場

「紅棗是藥膳食補中很常見的藥材，營養價值很高，但很少人會在用完藥膳湯後去吃紅棗。低溫烘乾後的紅棗片就變成零食，全年齡層都很適合，不知不覺中也讓吃中藥材一點負擔也沒有。」古老文化搭配現代化設備和技術，順應社會脈動，不拘泥於傳統、勇於嘗試與開發，徐義源讓中藥走出新的方向，愛玩、不甘於現狀正是徐醫師的性格。

至於寵物草本沐浴露的研發也是一次機緣巧合，徐醫師一語道破：「現在的人都養寵物不養小孩，當朋友來幫有皮膚病的狗狗求救時，就決定調製中藥材來試試，不到一個禮拜的時間皮膚病的問題就改善了。」徐醫師進一步尋找合作研發的廠商，正信堂國藥

號成了少數櫥窗上主打寵物藥浴用品的中藥行，「中藥是老文化、老智慧，但我得要跟上時代的腳步，提供選擇和回應需求，才能把這個文化持續守護住、傳下去。」

嚴母教養最重「德性」，使正信堂創新中仍能穩固腳步

徐義源的母親出生於台南，嚴格的教養讓他與哥哥從小吃足了苦頭，「藥材的名字與放置的位置不能記錯，你只能失誤三次，第四次再錯棍子就打下來；那個年代談的是教養，一切都是為了日後接手傳承店裡的所有事務。」徐義源接手中藥行後二年，母親離世，他一直感念是母親的嚴厲抓住了他這匹野馬，心甘情願地接下傳承中藥文化和知識的職責。

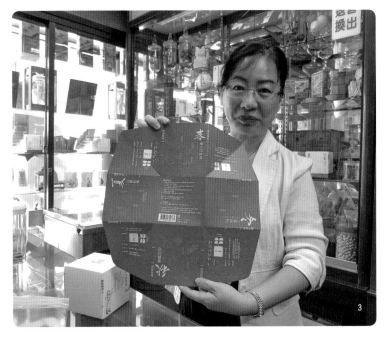

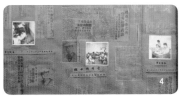

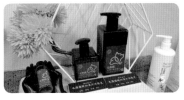

3｜特殊設計的包裝盒，
打開後是春夏秋冬的食
補祕笈。

4｜徐義源同父親徐正
信一樣，在當兵期間即
在部隊中免費幫同袍義
診、提供免費藥材。

5｜漢藥配方研發而成
的寵物專用沐浴乳，成
為亮點話題。

「後繼接班」是許多台灣老中藥行遇到的共同問題之一，隨著台灣醫藥法的修改，傳統中藥行經營越來越困難，但提起小時候母親為了培養孩子未來接班，對他們兄弟的嚴格管教，想來還是記憶猶新：「品德，是我看待中藥文化傳承者最重要的因素，如果自己的孩子品德不夠好，我也沒有一定要把中藥行傳給他們。」

身為徐家第六代、超過兩百年家族中藥文化傳承者，徐義源守護著傳統中藥文化核心價值的同時，勇於追求創新，在時代的洪流中竭盡全力跟上腳步。要站得穩、不能被沖走，跟正信堂一樣快 60 歲的徐義源還在努力。

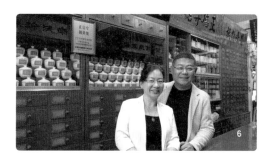

6｜推廣創新中藥文化的路上，徐義源獲太太賴慧容的全力支持。

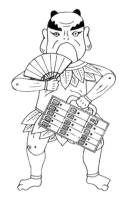

藥房小檔案　　PROFILE

民國 53 年開業的正信堂國藥號，延續家族二百年漢方醫術且與時俱進，將國藥號品牌化、投入電子商務系統，並將常見中藥材製作成便於食用的點心。透過具有品牌辨識度的設計包裝、運用草本植物配方開發寵物專用品，為推廣漢方文化不遺餘力。

正信堂國藥號

地址｜高雄市左營區左營大路 123 號

電話｜(07) 582-1515　營業時間｜10:00-21:00

每週日休息。

撰文◎楊路得、攝影◎鍾舜文

鹽埕

溪流上的
百年蔘藥之家

MERCHANT

春發中藥行

黃老先生打趣地說，「你們有沒有看過黃飛鴻電影，我就像是那個黃師傅，從小還要用腳踩藥輾子這樣來回輾藥呢！」

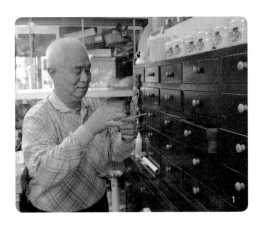 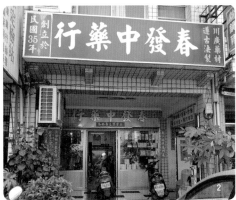

1 ｜現年 73 歲的黃敏捷自小在藥材中打滾長大，繼承了父親的中藥行。
2 ｜春發中藥行位於鹽埕區大溝頂，由第一代黃奎成立。

民國 20 年代，昭和年間。澎湖少年兄黃奎，聽聞高雄港新式發展建設，十多歲的他毅然決定離開老家與父親在清末一手開立的春發中藥店。他在鹽埕庄後壁港落腳，隨身行囊有一本於民國 2 年春月由上海校經山房印行的《辯證奇聞》，此書密密麻麻記載各種疑難雜症所需藥引子。黃奎先是找了間中藥店繼續深進，到了民國 35 年，正式取得中醫會員身分。

如今在地圖上，找尋不到後壁港蹤跡，卻在歷史記載裡驚鴻一瞥。原來後壁港於戰後加蓋，成為大溝頂商圈；在大溝頂漫步，正是走在當年老溪流上。當年正式成為中醫師的黃奎先生，不久在大溝頂成立春發中藥行，除了抓藥，也行醫把脈。

父親傳承下的一本《辯證奇聞》

百年後的鹽埕，乍暖還寒的春月，出訪春發中藥行。推門走進時，一位白髮霜霜的長者，正慈祥地與櫃台後的年輕老闆對話，像是交待生活日常。當表明來意，

他緩步走向後頭，一轉身走來時，手上便握著那本民國 2 年的《辯證奇聞》。

「這本書是我父親留下來的。」老先生溫和地說。他是黃奎之子，黃敏捷中醫師。

「民國 35 年，戰後國民政府來台不久，那年我父親 31 歲，他正式取得中醫會員資格。民國 41 年再拿到這間春發中藥行的營業執照，我們就一直做到現在。到我兒子，也算第四代了。」

現年 73 歲的黃敏捷老先生，生於斯，長於斯。他自小在藥材中打滾玩耍。「我小時候就在藥材堆裡爬。那時一面爬，一面還會抓著藥材往嘴巴塞！」黃老先生打趣地說，「你們有沒有看過黃飛鴻電影，我就像是那個黃師傅，從小還要用腳踩藥輾子這樣來回輾藥呢！」語畢，爽朗地大笑，再補上一句，「就是那種像船一樣的藥輾子，你們知道嗎？」

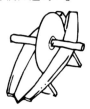

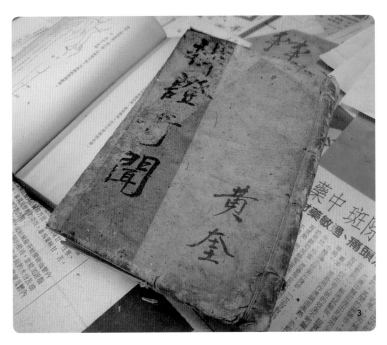

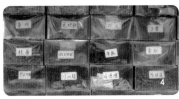

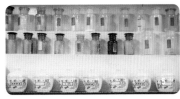

3 │ 這本斑駁的老書《辯證奇聞》是由黃敏捷的父親黃奎留下。

4 │ 桑枝、桂蒂、土茯苓……各式中藥材整齊地存放於透明盒中。

5 │ 春發中藥行至今仍保留台灣早期繽紛多彩的玻璃老藥罐。

太太們買完雞，就拎著雞來抓藥材

民國 50 年代，七賢商場對面的春發中藥行，生意興隆強強滾。那時駐台美軍，行船外國船員，於鹽埕埔熙熙攘攘、喧喧擾擾，繁盛得不得了。黃老先生說當年美國大兵們穿梭人群是常事。而因應大兵隨之來到的是濃妝嬌美的女子，她們是俗稱「喵仔」的酒家女們。「從前大溝頂這裡，比六合路還要熱鬧得多。那時我們店不用關門，就從早到晚都有人幫我們顧門阿！」黃老先生語帶幽默，惹來眾人一陣笑聲。「我們中藥行通常都會開在市場邊。因為太太們買完雞，一定會順便拎著那隻雞到我們這裡抓帖燉雞的藥材，這樣才方便嘛！」

民國 69 年，黃老先生迎娶台南女兒陳美鳳女士，自此夫妻戮力經營中藥行。黃老太太原本從商，為了成為中藥店媳婦，除了每天向公公研習中藥，更自費一萬多元補習費，以取得中藥知識與藥材使用合格認證書。現在的黃老太太，對店裡林林總總的中藥材已如數家珍。「街坊鄰居如果哪裡不舒服，有任何症狀都會來跟我們說，讓我們來幫他們調養身體。例如，痛風可用金錢草，能夠大降低體內尿酸的含量。女生調經的話，可用益母草、澤蘭。還有麥門冬，對煩躁失眠、火氣大便秘的人最有效。最近防疫茶，可以用魚腥草，有抗癌、治感冒、抗發炎、解熱等多種功效。當然不孕的、想要懷孕的，還是那種包生男，包生女的藥方都有的。」

觀看店內骨董櫃與瓶瓶罐罐時，黃老先生更介紹一絕古物。存放在藥材櫃底下的老式南剪。古舊南剪，是只架在木頭砧板上的大柄鍘刀。近百年歲月，讓南剪呈現黑黑亮亮色澤。「我爸當年就是用這刀裁切藥材，這刀可已身經百戰。連同那本《辯證奇聞》，我都是一直保留著阿。」

飄洋過海，將澎湖藥舖的名號推向百年

歲月之河，引領春發回首一路上曾經的風華變遷。遙想昭和年間來到高雄的黃奎先生，當初帶著父親在澎湖藥舖名號，離鄉背井飄洋過海來到大溝頂，一晃眼，竟已將春發的蔘藥之路推向百年。

話仍閒聊，時間之河也仍在繼續。而在老南剪與舊書卷前頭，黃老先生又取出老秤桿，調整調整秤砣，然後邊從抽屜抓了把淡竹葉秤著，邊嘟嘟噥噥藥材的由來始末。這會兒，撲鼻而來的是，淡竹葉那曝曬過的乾燥氣息，還有百年蔘藥的精采味道。

藥房小檔案　　**PROFILE**

春發中藥行位於鹽埕區富野路，老闆為現年 73 歲的黃敏捷中醫師。黃老闆父親黃奎先生自民國 35 年取得中醫執照後，於民國 41 年設定登記，目前由老闆二個兒子黃文言、黃文宏經營。

春發中藥行
地址｜高雄市鹽埕區富野路 77 號
電話｜(07) 551-4751　營業時間｜9:00-20:00，
每週日休息

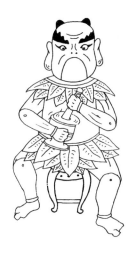

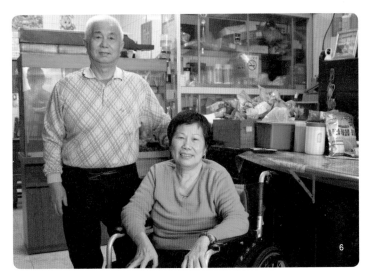

6｜黃敏捷的太太陳美鳳原本從商，嫁入中藥店後還自費一萬多元補習，取得中藥知識與藥材使用合格認證書。

撰文◎羅莎、攝影◎李阿明

〰 旗津

清晨六點就開的市場藥房

MERCHANT

茂生中藥房

旗津以海產聞名，當地海產店有時也會到藥房買些當歸、黃耆、枸杞、熟地、川芎等藥材回去燉錢鰻，或是以人蔘烹煮雞湯⋯⋯

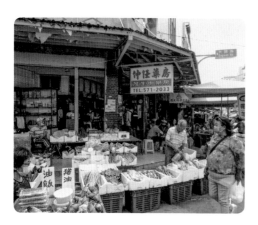

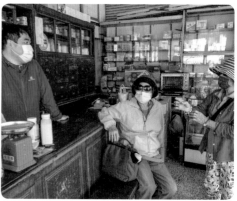

「較早無旗津路的時陣,就干焦這條路,差不多一台車的闊爾,阮來的時陣閣是石頭仔路,兩爿攏樹仔咧!」現年 73 歲的老闆林木榮指著店外的中洲三路說,「後來路越開越大條,人越來越少,我熟似的人攏一年一年無去矣。」

這一段話,除了是林老闆坐鎮店內六十餘年的鄉土觀察與人生感慨之外,似乎也象徵著中藥的頹勢,令人不勝唏噓。

和早市起得一樣早的中藥房

茂生中藥房源於中國漳州,至今已是第七代。據林老闆回憶,自他出生那時,家裡就開了中藥房;在他一、兩歲時,祖父過世,便由父親和二叔接手家族事業——當時,藥房還位在台南新化。再後來,二叔成家立業,父親毅然將老店留下,離開新化,來到高雄港都;先是做起了中盤商,以人蔘為主要販售項目,後來恰巧碰上流行性感冒肆虐,經其他同行介紹,得知旗津中洲有一藥房主人年事已高且無心經營,遂前來盤下,再度開起中藥房——那一年,是民國 47 年,林老闆將就讀小學一年級下學期。

當時的林老闆或許沒想到,自己會和中藥房有這麼深的緣分,明明從沒想過要接手,卻也從未做過其他工作;明明一心只想釣魚,卻又擺脫不了中藥房的羈絆。於是,父親過世後,他在民國 70 年接下這個擔子,幾乎奉獻了所有時間給茂生中藥房,「我較早攏 4 點就起來矣,運動 1 點鐘了後,5 點佮就開門,啊較早攏顧到下暗 11 點,這馬顧到 9 點我就關關矣。」

茂生中藥房是一間「三角窗」,位於中洲三路和大關路的交叉口。若在上午時分來到此處,得先穿越傳統市場的人聲鼎沸,才能尋得早已與路旁菜販融為一體的店面;柱上掛著的白綠色招牌硬是由那為蔬菜遮蔭的大傘之上跳出來,彷彿吶喊一般。許是位在傳統市場一隅,藥房開市的時間就和林老闆起得一樣早,有時候是晨起運動的民眾順路前來,有時候則是

1｜位在傳統市場一隅的茂生中藥房,周遭人聲鼎沸,十分熱鬧。
2｜林木榮的小兒子大約在八年前回到店裡「加減學賣」,而中藥房的生意雖然萎縮了,旗津當地仍有不少老人家習於燉補。

至市場買魚的主婦上門採購；比起市區較年輕化的居住族群多為外食，旗津在人口外移之後留下較老輩的住民，仍有不少習於燉補。再者，旗津以海產聞名，當地海產店有時也會到藥房買些當歸、黃耆、枸杞、熟地、川芎等藥材回去燉錢鰻，或是以人蔘烹煮雞湯。

中藥房的傳承，是日常裡隱含著無常

然而，若和二、三十年前相比，中藥市場的確萎縮了。過去，中藥材都由物資局統一採購，再轉售給中藥商；林老闆分析，當時的購買價格甚至能比今日價格貴上三倍之多，因此沿海地區如旗津一帶走私猖獗，有時漁船載貨回來，會有竹筏到公海進行搬運，有時甚至會「衝關」進來。船上貨品大多是市場需求量較大的紅棗、黑棗、枸杞、黃耆、當歸等，因為運再多都賣得掉。說起今昔對比，林老闆有些惋惜，「彼陣的生理，一日會當賣一斤當歸、一斤枸杞、一斤黃耆，閣捌兩工賣七、八萬箍。這馬枸杞的利純差不多一斤一百箍爾爾，一日閣賣無半斤。」說著，林老闆露出既無奈又坦然的笑，「所以這个藥房是咧開心適的啦！」

但說起藥房的傳承，林老闆的話語狠狠重擊我們，卻是實實在在的，「藥房這馬無人欲接矣啦！這馬的少年仔無人咧對這有興趣啦！若較好命，7、8 點開門，你嘛愛顧到下暗 7、8 點，上少 12 點鐘，少年仔誰欲和你蹽這？」林老闆的小兒子大約在八年前考到了三副，月薪上看 30 萬，但跑船兩次後回到店裡「加減學賣」。有朝一日是否會接手茂生中藥房？坐在泡茶桌旁的林老闆悠悠地望向櫃台：「不強求啦！」彷彿他早已看破，這些日常，其實全隱含著無常⋯⋯

3-5｜接手父親於民國 47 年
盤下的老藥房，無論是藥櫃
或是手寫藥方，全藏有林木
榮奉獻的時間與心血。

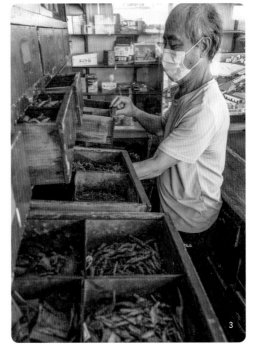

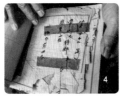

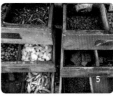

藥房小檔案　　PROFILE

一甲子以來，他看盡街道的狹窄與寬敞，
他看淡中藥的興盛與衰頹，他看破世間
的日常與無常。佇立在旗津公有市場一
隅的茂生中藥房，每日都在市場的喧囂
聲中，默默陪伴在地居民……

茂生中藥房
地址｜高雄市旗津區中洲三路 566 號
電話｜(07) 571-2033　營業時間｜6:00-21:00
（依老闆日常作息調整）

幫老藥草找回遺失的時尚味道

撰文◎楊路得、攝影◎鍾舜文

MERCHANT

永興中藥行

十全水餃獨樹一格,但特別的不只如此。盧老闆後續推出的料理包、四神煎餅、養生燉湯等,皆是為了符合辦公室文化的小心思。

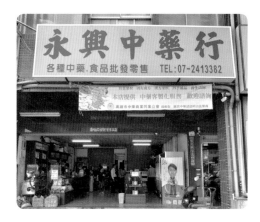

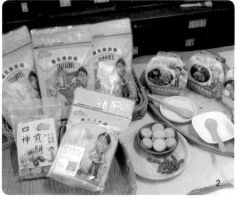

煎藥機嘎嘎地運轉聲停了下來。墨黑色中藥湯汁已熬製完成。大股熱氣有如萬馬奔騰、氣勢磅礡。白煙裊裊，煙霧繚繞之後，是年輕的盧家公子正聚精會神檢視湯藥品質。那時，空氣中瀰漫熟悉又古老的草藥味兒。再來，他將製作黃耆枸杞茶、桂圓紅棗茶等，並束以時尚鋁箔吸嘴袋，爾後封存、上架，讓辦公室仕女們得以在工作之餘，優雅地淺酌慢品。

黃花風鈴木開花的季節，港都天氣徐徐脫離春天尾巴。宜人氣候，踏上採訪永興的旅程。位於前金區永興中藥行，招牌不是太大，但抵達時卻被諾大店面震攝住。訪談當日，店裡穿著制服工作人員正忙進忙出，或抓藥，或整理，或四處聯繫。一隅幾名壯丁正打點一箱箱進貨，預計分門別類放置倉庫。

老闆盧永盛，現年 50 歲。15 歲那年在籬仔內中藥行開始當學徒，至 20 歲時自立門戶當老闆，至今已有 35 年。

中藥有效，難道只能「難吃」嗎？

「我從小到大，從來沒有離開過中藥。我們是台南東山人，父親在後驛那裡中藥商門市工作時才搬過來高雄。幾年後父親成為二盤藥商，專門進口越南肉桂、燕窩、金線蓮和香蘭等。我則是從中學時，就去當了五年中藥行學徒，畢業後想乾脆自己開間中藥行。」

開一間店，本非易事。再加上所需資金龐大，草創初期，十足艱辛。但即使如此，仍無法阻礙夫妻倆的中藥夢。開店之始，盧老闆看準三鳳中街附近草藥街的中藥商機。找到店面後，他們用整理箱加上壓克力，自製方形櫃。再拿桌子合併，充當工作台。雖是克難，但也開啟河北二街中藥買賣事業。慢慢地生意逐漸穩定，他們也一路自門市升級到二盤，終成貿易商。

民國 111 年中藥文化生活節，盧老闆擔任主講，他不諱言地說，「原來民眾對

1 | 永興中藥行草創初期十足艱辛，至今由門市一路升級到貿易商。
2 | 非常有行動力的盧老闆不斷花心思研發新產品，希望讓大眾能更方便地運用中藥調養身體。

中藥房存在一種難吃、但卻有效的印象。」為了因應時代變遷，他們推出十全大補湯水餃。「這種水餃咬下去會爆漿喔！你吃一顆水餃等於喝一口十全大補湯。文化節期間我們還現場煎煮雞腿，賣到缺貨。然後臨時去買麵線來煮，結果有孩子吃到我們的麵線，一吃就吃了五、六杯。吃到家長還說，我孩子竟然要吃這個。」盧老闆會心一笑，「其實我們就是把麻辣鍋底概念拿來用，放米血、貢丸等，加以變化。」

中藥時尚的可能：微波燉湯料理包、四神煎餅與漢方飲品

十全水餃獨樹一格，但特別的不只如此。後續推出的料理包、四神煎餅、養生燉湯等，皆是為了符合辦公室文化的小心思。尤其是個人養生燉湯，目前有黃金蟲草藥山雞湯、花旗蔘黃金蟲草蕈菇湯、十珍寶藥膳雞湯、永興四神排骨湯等口味，只消微波三分半鐘，一碗熱騰騰補身子的煲湯便能輕鬆上桌。

「以前媽媽們都會做一大鍋，吃不完冰著，現代人就需要快速、小碗的就好。其實當今藥房都不知如何將價值加進去。如果中藥房可以走出這一塊，能量會很大的。只要細細挖出來，就可以發揚光大，成為真正在地社區超級雜貨店、最有文化的雜貨店。」

沒錯，正是這種最有文化的雜貨店理念，盧老闆於焉另製閃耀無比的吸嘴袋漢方飲品──羅漢果茶、黃耆枸杞茶、桂圓紅棗茶等。在吸嘴袋包裝下，任誰都想來上一包。若再佐以橘皮果蜜的枸杞小圓餅，整個讓養生時尚得不得了。拿著、喝著、品著，便宛如韓劇女主角的手喝精力湯與下午茶點。「我是很有行動力，不斷研發就是想讓大家調養身體很方便，然後帶著中藥走出去。現在我兒子也很積極帶著這些新穎商品走進各個假日市集！」

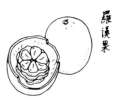

羅漢果

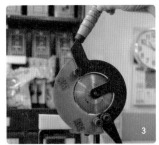
3

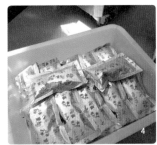
4

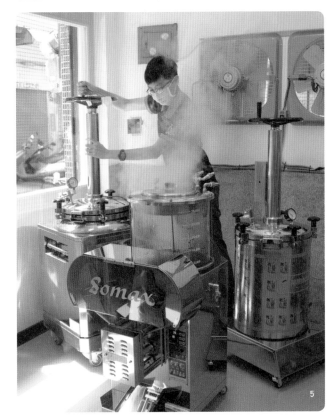
5

3｜老店裡有先進的煎
藥設備，亦有傳統的切
藥材工具。

4｜中藥行宛如一家有
文化的雜貨店，冷凍十
全大補水餃、燉湯與小
包裝湯藥一應俱全。

5｜中藥行後方為食品
加工區，運作中的煎藥
機白煙裊裊散發熱氣。

從老藥櫃裡重新躍上主流

如今中藥行樓上是藥材原物料區，店面後方屬食品加工區，頂樓另闢藥材處理區。逐樓參觀時，盧老闆熱心解說，「這些白芍我都會用麥麩炒，炒的時候就是純手工的，一個一個翻煮。生白芍跟甘草，放在一起治抽筋。如果炒過就是四物。我們師傅趕工時一天可以炒十箱白芍，很盡責的，但是隔天就整隻手都酸痛到不行，很辛苦的。」

尾隨著盧老闆，迂迴各樓層倉儲間，就像探索迷宮般驚奇。篩藥機、滾筒式炒藥機等，各式器材應有盡有。末後，在奇珍藥材冷凍庫前結束導覽，再重新返回陳列精美商品的門市。一個早上，有如劉姥姥進大觀園，從原物料、製程、研發、以至精心設計的包裝。這一切，果然叫人大開眼界，讚嘆藥材之浩大。

當離去之前再次駐足，著實回味無窮。原來，當各式各樣老藥草經過巧思妝點，竟讓人有種拒絕不了的魅力，完全愛不釋手。原來，喝湯藥能如此閒暇自在，還能攀上潮流時尚。原來，千百年來傳承歷史的藥草們，兜了一圈，又走回了主流。也許，這回，老藥房裡文化精粹，在盧老闆一家人致力推廣下，終究能從老奶奶的藥櫃抽屜中，重新找回遺失的時尚味道，並再次綻放異彩光芒。

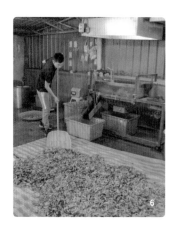

6

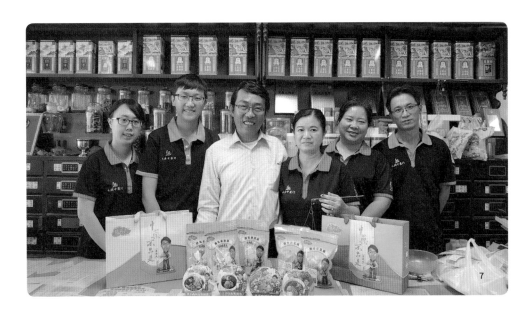

6 ｜ 中藥行樓上為藥材原物料區，頂樓
也另闢有藥材處理區。

7 ｜ 目前由三代人共同經營，除了藥材
貿易，也推出許多創新商品，充滿活力。

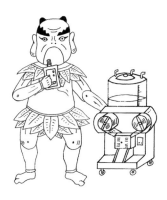

藥房小檔案　　　PROFILE

目前是三代共同經營。盧永盛老闆現年
50 歲，為中藥商業同業公會理事。從 15
歲擔任中藥學徒為始，至今已 35 年。永
興致力於推廣中藥，將中藥生活化，推
出鋁箔吸嘴袋裝的漢方飲品，與冷凍可
微波燉品。盧老闆之子盧家茂，現年 27
歲，亦將中藥帶到高雄各個假日市集中
販售，使更多人看見中藥。

永興中藥行
地址｜高雄市前金區七賢二路 385 號
電話｜(07) 241-1872　　營業時間｜9:00-12:30、
13:50-18:00，每週六、日休息

堅硬如石的烏心藥櫥，見證時代的韌性

撰文◎謝沛瑩、攝影◎鍾舜文

MERCHANT

仁德藥舖

吳爸爸認為檜木的香氣會跟藥材互相干擾，遂選擇堅硬如石的烏心材，「一體成型，不用釘子，只用榫卯接合，應該是全台灣獨一個。」

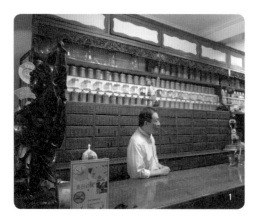

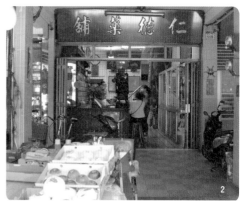

「多吸幾口啦，光是聞就很有用了，郵差說每次送信到我們這邊都會刻意在門口深呼吸。」看到我被整個空間的中藥香氣引逗到大吸一口氣，藥房第二代吳爸爸馬上俏皮打趣地說。家業現已交棒給第三代、氣質溫吞靦腆的年輕老闆吳讚訓先生；但吳老闆客氣地說，爸爸知道的故事比較多。

與市場一起成長，越陳越香的中藥味

吳爸爸追索著父親第一代、甚至更早的故事，「我阿公在日本時代是嘉義東石少數識字的人，作為『古早味代書』幫忙其他討海人寫字讀東西，也略知醫藥。所以在我父親小學畢業後，就把他介紹去朴子一家藥房工作。」海口生活較為艱苦，為了營生，民國 34 年舉家從東石搬來高雄，落腳當時位於苓仔寮安瀾宮（當地人稱「下寮」）旁的苓雅市場。在高雄出生的吳爸爸，則是在退伍後接掌家業。

藥舖幸運躲過民國 47 年的苓雅市場大火，隨著市場重建、發展，一路遷移至現址；房子越換越大，藥櫥也越做越大。吳爸爸認為檜木的香氣會跟藥材互相干擾，遂選擇堅硬如石的烏心材，「一體成型，不用釘子，只用榫卯接合，應該是全台灣獨一個。」每間中藥店的藥材配置都反應著使用者的習慣，吳爸爸順手的擺法是用藥性分類、以常用程度排列遠近；「以前科班學生來實習，都會問我們要從哪邊背，但背到一半就忘記了。」比起強背，慢慢來才比較快，「我畢竟在我媽媽肚子裡面就在學了，胎教啦。」

父輩是老師、時間為助教。湯頭歌訣唱著、念著能記得處方，但無論細緻的藥性、故事、知識或人情待客之道，都只能邊做邊學。吳爸爸說，若只讀過醫書，不接觸藥材，無法分辨中藥的好壞以及每個使用者的個體差異，就可能落入「知醫不知藥、十醫九不對」的窠臼，做出效果打折的判斷。那要到什麼程度才算學成出師？父子異口同聲喊：「中藥沒

1 ｜ 仁德藥舖的藥櫥是以烏心材製成，站於櫃前的是第二代吳爸爸。
2 ｜ 幸運躲過苓雅市場大火，隨市場重建、發展，仁德藥舖一路遷移到現址。

有出師的啦！」吳爸爸妙語譬喻，中藥的世界就像九牛一毛這個成語。祭孔時，拔了牛耳朵一根毛就能開大智慧，「但我們的世界卻是九隻牛。永遠都學不完。」

中藥世家：長期吃中藥保養的世家

縱使腦中千軍萬牛，在醫療法規與普遍觀念改變後，「顧客也都來抓四物加減啦。說起來，我們旁邊有阮綜合跟邱外科欸，健保那麼方便，看完西醫再來找中藥保養就好。」吳爸爸強調，用中藥調理補身絕非速效，「但你會一回過神來發現，奇怪，最近整個人舒服多了。」用心挑選準備的藥材、潤物無聲的細緻食補，培養出忠實粉絲，很多人搬到外地後還會指名回購，藥膳成了遊子與家鄉的連結，「甚至還聽說過買了我們家的藥膳，連著電鍋跟變壓器一起寄到國外的。」他指著旁邊一大包代煎湯劑，「像這家人一直都有在吃中藥保養，可以說是吃中藥世家*了。」

有時候，甚至連藥都不用抓。吳爸爸笑說，「我們這邊的好處就是，不一定要跟我們買東西，來『開講』嘛好；有時候會有客人只買一點點東西，主要目的是來聊個天南地北。

在這邊講講話，還沒吃藥，病就好一半了。還會有社區的太太說，先生來找我們聊天之後，回家都睡得比較好了。」

或許是心結若鬆、痼疾就通；又或者郵差是對的，光是浸淫於藥香，就神清氣爽。總之離開之前，站在藥房門前，再一次大口深呼吸，讓城市的發展史跟中藥故事在腦袋裡流轉一會兒。

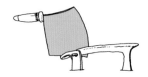

*新解「中藥世家」有兩種：一種是代代相傳賣中藥、另一種是代代都在吃中藥。

3 ｜目前中藥行由第三代
吳讚訓接棒守護。

4 ｜仁德二字已傳承三代，
第一代原居住於嘉義東
石，民國 34 年才舉家搬
到高雄，至今店內器材都
仍保存良好。

5 ｜吳爸爸展示刨削肉桂
用的器具，刨刀一落，香
氣撲鼻。

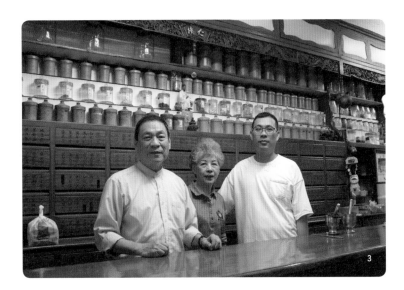

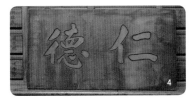

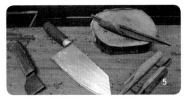

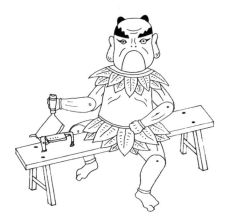

藥房小檔案　　PROFILE

從嘉義漁村搬來苓雅市場打拼的吳老闆
一家，藥舖的成長即是一部城市發展史
的側記。除了自豪選材的藥膳食補之外，
熱愛講故事的吳爸爸更笑說，不少常客
近鄰光是來聊天，身體就舒坦多了；也
算是另類的社區服務吧。

仁德藥舖
地址｜高雄市苓雅區苓雅二路 119 號
電話｜(07) 333-1689　營業時間｜9:00-21:00，
每週日午後休息

≋ 前鎮

裹上甘草粉的
溫柔日常

撰文◎謝沛瑩、攝影◎李阿明

MERCHANT

義和堂中藥行

被問起藥膳的建議搭配時，蘇老闆整個人都亮了起來：「我們藥膳都是現抓的，不管是冬令進補，或平時吃四神湯燉排骨都很適合。也可以試試當歸湯、羊肉湯、燒酒雞之類的，蓡鬚雞湯跟薑母鴨也很好。」

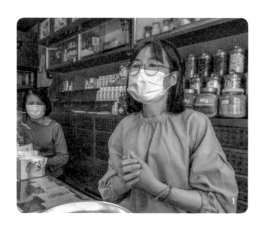

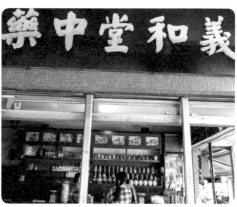

「這個藥櫃是我爺爺請新興區那邊一位先生做的，人還在的話應該是 8、90 歲了吧。」面向綠意盎然的勞工公園，坐落角間，鄰路的兩面都對外敞開之故，不用開燈，藥房空間就頗為明亮。客人若靠近，第一眼就會看到泛著歷史色澤的藥櫃。

老闆蘇儀芳小姐後來透露她其實也已年屆不惑，但興許是長久浸淫在中藥材當中，總感覺有一分少女羞澀，就像是她的時間走的比別人慢一樣。我一瞬間有種錯覺，或許圍繞著這個藥櫥的人、事、物都會流動得慢一點。

製作藥櫥的先生親自寫上藥材名稱、繪製珍稀藥材圖，最後一次來看這個櫃子時，已是十幾年前。「他覺得我們保養得很好，所以很開心。」一起經營的媽媽補充，口吻彷彿在回想上個月的事。

現抓生活藥材與搭配節氣的吃食

「我算是第六代了，最早在屏東，之後搬來大港埔，就是新興市場那邊。這間店本來是叔公經營，他們打算移民時，我爸媽也到了要出來自立門戶的時間，所以就接下來。」民國 72 年遷居前鎮時，蘇老闆才 7 歲，對周遭事物的感情隨著年齡滋長深厚。「看父母充滿工作熱忱，確實會想要把他們一直以來的精神延續、傳承下去。」蘇老闆表示，因為對未來出路也沒有特別強烈的想法，就順理成章在大學畢業後繼承家業。

因為獅甲一帶作為交通樞紐的特性，客人會從四面八方來，也不乏搬到外地後還會特地回來買的客人。「小時候這邊更熱鬧呢，」蘇老闆回憶，「後面有一個傳統市場，以前非常多人，現在客人就沒有那麼多了，感覺大家都往超級市場跑。」

1 ｜老闆蘇芳儀已是藥鋪第六代，大學畢業後即繼承家業。
2 ｜義和堂最早成立於屏東，搬到大港埔時是由蘇老闆的叔公經營，民國 72 年才遷到前鎮現址。

城市重心、消費型態移轉，但藥房仍然販售著與日常緊密貼合的生活藥材。「比方說我們的滷包、藥膳材料，附近居民都滿喜歡的。」被問起藥膳的建議搭配時，蘇老闆整個人都亮了起來：「我們藥膳都是現抓的，不管是冬令進補，或平時吃四神湯燉排骨都很適合。也可以試試當歸湯、羊肉湯、燒酒雞之類的，蔘鬚雞湯跟薑母鴨也很好。」另外，自家製作的梅粉、純甘草粉跟特調的五香粉也頗受歡迎。除了搭配節氣的吃食，清明、端午時候人們會使用石菖蒲、艾草葉，再加上一些香料製作淨身避邪包，附近小學有自己作香包的活動時，老師或家長也會來添購材料。

甘涼而餘韻悠長的祕製甘草粉

聊到一半，我被角落的一整櫃蜜餞吸引目光。「一開始其實是因為妹妹喜歡吃蜜餞，一天到晚在辦公室團購，但太常買了就想追求更低價格，索性問我要不要批進來賣。」蘇老闆個人喜歡甜菊梅跟芭樂乾，「以前還賣過一些更古早味的品項，比方說辣橄欖跟八珍梅，結果沒人要買。」可見品項完全照著自己的喜好進貨。包裝上可愛的貼紙是家裡的

小朋友主動幫忙設計，品項琳瑯滿目，「但如果只想買一種蜜餞，首推化核梅。」外面裹的祕製甘草粉添加多種中藥，甘涼而悠長的餘韻中和蜜餞的甜，平衡又涮嘴；但除了加上媽媽滿滿的愛之外，成分一項都沒能問出來。

採訪結束前，剛好有人進來包藥膳、買八仙果。看著蘇老闆雪紡衣袖內纖細的手腕，切起八仙果卻是快、狠、穩，凌厲而豪邁，可說是整場訪談中節奏最快的一瞬間；我不禁想，果然人只要放在自己熟悉、喜愛的位置，就會默默發著光啊。

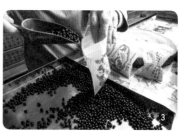

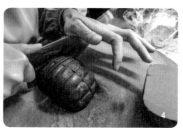

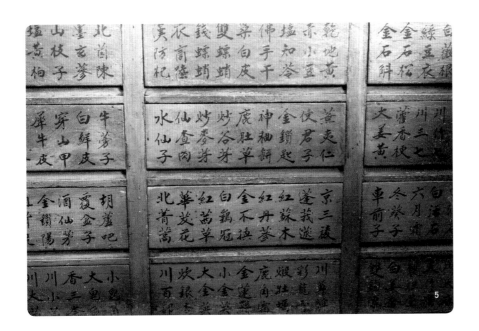

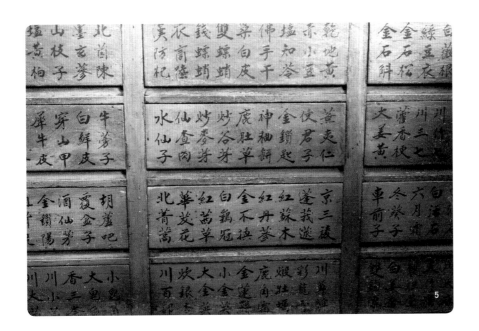 の画像内に：
（薬箪笥のラベル文字）

5

3｜除了使用於藥膳燉補的中藥材，義和堂也自製梅粉、甘草粉、五香粉等，亦販售裏上祕製甘草粉的蜜餞。

4｜蘇老闆纖細的手腕，切起八仙果竟是快、狠、穩，凌厲而豪邁。

5｜中藥行裡的老藥櫃是蘇老闆的爺爺特別請人訂製，算一算，製作者現在應已 8、90 歲。

藥房小檔案　　　**PROFILE**

面對公園，店面半開放的中藥房，第六代蘇老闆推薦著四季適合的溫補，如同甘涼的梅粉般溫柔沁入社區日常。嗜甜的客人，則會被角落整櫃老闆嚴選的蜜餞吸引：祕製甘草粉裹上化核梅，平衡又涮嘴，讓人回味無窮。

義和堂中藥行

地址｜高雄市前鎮區復興三路 129-1 號

電話｜(07) 335-2182　營業時間｜8:30-20:30，每週日午後休息

珍藏家族記憶的草藥博物館

撰文◎曾愉芬、攝影◎盧昱瑞

MERCHANT

回春青草茶

店主人蔡易妏設計的每款茶名各個別有巧思，其中的明智醒腦茶，便是源自於阿公名字；翠玉花釀則是向阿媽黃翠玉致敬，這款茶帶有洛神，其花語是女子拯救國家之意……

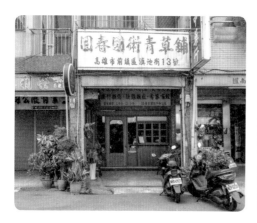

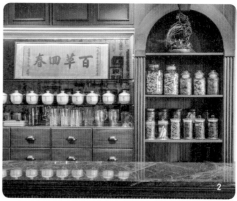

在前鎮中山市場旁，這條寧靜的滇池街上，有著一間以青草茶為專賣的店家——回春青草茶。一入店內，精緻的木製裝潢，溫暖色調的燈光，打在藥櫃上那一個個裝有乾燥草藥的清透玻璃罐，讓人彷彿置身在文青咖啡廳般。若不仔細閱讀牆上的老照片，很難想像這家店是具有五十多年歷史的草藥店。

不使用動物與珍稀植物作為藥材的草藥店

店舖目前的主要經營者蔡易妏，是家族的第三代；第一代創始人是易妏的阿公蔡明智，於民國 56 年開設回春國術青草舖。蔡家原為嘉義人，阿公年輕時來到高雄討生活，賣過香腸與其他買賣工作。因緣際會遇到了一位草藥師而開始在身邊當學徒，每天騎腳踏車帶著大包小包的草藥四處兜售。

因為阿公老實向學的個性，師傅將其知識全部傳授給他。學成之後終於在三十初頭歲開了自己的店，並以草藥抓製和

國術兩部分經營。早年，店舖的內部一邊是堆放一袋袋的草藥，另一邊則是擺滿各類兵器，還有阿公去各地參加武術比賽而獲得的匾額及獎狀。家中的七個孩子從小就跟在旁邊學習、幫忙，各自從父親身上承襲不同的技能，其中易妏的爸爸和姑姑是走向草藥，而叔叔們則是研習武功國術的路線。

問起草藥店與中藥店的不同，易妏解釋，主要的差別在於草藥店沒有使用動物，或是稀有、罕見如靈芝這類材料。早年的草藥幾乎是隨手可得，草藥師懂得辨識植物藥性，亦能在周邊環境採集草藥。在回春，過去都是阿公自己外出採藥，回來後再將其整理曝曬。藥草並又可分乾濕兩種，乾燥的會用切片、磨粉加工方式處理；而濕的可以搗成汁，加以提煉，最後製成草藥膏；也就是一般俗稱的狗皮藥膏。過去阿公在店裡幫客人治療跌打損傷時，最後都會敷上自製的草藥膏。迄今回春也持續生產阿公傳下來的草藥膏，深受老主顧和新客人的青睞。

1、2｜回春青草茶原為有 50 年歷史的草藥店，現則掛上嶄新招牌與改裝為新穎的室內設計，成為一家可供休憩的青草茶店。

以阿公阿媽的故事設計菜單，開一家店珍藏家族史

談起接手回春，其實也是很偶然。因為自己的創業念頭，意外與爸爸想賣青草茶的退休計畫結合。一來，父女兩人希望能將阿公的獨門配方傳承下去；二來，有鑑於現代人的飲食習慣改變，青草茶不如過去普遍，或許再過十年，這個草藥文化可能就更鮮為人知。於是，易妏便與家人將店舖調整營業路線，重新打造 2.0 版的「回春青草茶」。

而為了學習煮製草藥茶，易妏可是下足了功夫，花了兩年的時間跟著爸爸鑽研、學習草藥知識，更是被要求需達到「一摸到草藥就能辨識其品種」的程度。甚至去拜訪全台從北到南各知名店家，蒐集、網羅配方，並回家熬煮專研味道；不斷地反覆嘗試，調整比例，慢慢摸索出現代消費者更能接受的口味。

目前回春的青草茶品項中，亦是從阿公近七十種配方中所挑選出的代表性茶飲。每款茶名各個別有巧思，其中的明智醒腦茶，便是源自於阿公名字；翠玉花釀則是向阿媽黃翠玉致敬，這款茶帶有洛神，其花語是女子拯救國家之意，也是向默默支撐這個大家庭的阿媽表達感謝。而店內另外一個招牌菜色——什菜湯，是昔日阿媽的家常菜。易妏將它的訂價控制在百元有找，就是惦記著家族早年貧困，阿媽會在菜市場收市的時候，帶回賣不掉的蔬菜或食材，回家煮成一大鍋什菜湯。看似道簡單的料理，不僅美味營養，更帶有著滿滿的鄉愁與感恩之情。

易妏憶起，有一回爸爸說他做了個夢，夢到年輕時的自己正和壯年的阿公一起在店內抓草藥的工作畫面。他說這個夢好真實。說話的同時，爸爸臉上還掛著一抹微笑。易妏說開這家店，最大的回饋就是能和家人一起工作、相互陪伴，重溫昔日的時光。

回春，對她來說，就像是間博物館一樣，珍藏著家族的回憶與故事。

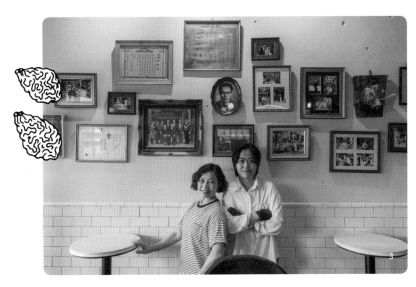

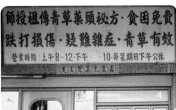

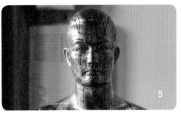

3 ｜ 易妏為草藥行第三代，接手回春是希望將阿公的獨門配方繼續傳承，也將草藥文化轉型為適合現代人的模樣。

4 ｜ 雖然店面已重新裝潢設計，仍留下了充滿家族記憶的老招牌。

5 ｜ 過去阿公除草藥舖亦經營國術館，替人治療跌打損傷，走進店裡還可發現一尊針灸銅人。

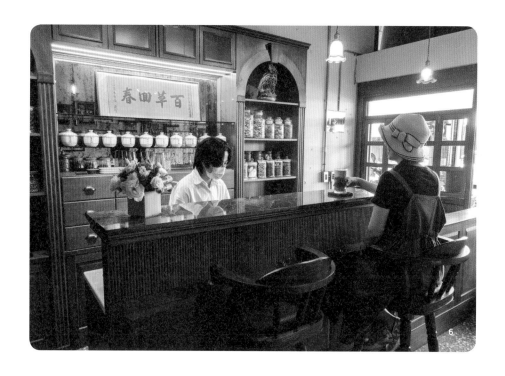

藥房小檔案　　**PROFILE**

自民國 65 年開設的在地老字號，現由
第三代孫女蔡易妏接手經營，將昔日國
術館兼草藥鋪華麗轉型為草藥茶專門店
家。店內新穎且復古的裝潢風格，充滿
巧思的菜單設計，其實是對家族與傳統
滿滿的感謝。

回春青草茶
地址│高雄市前鎮區滇池街 13 號
電話│(07) 333-5800　營業時間│11:00-18:00，
每週一休息

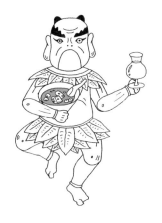

6 │木質調的室內裝潢還帶有
小吧台，讓喝青草茶成為十分
潮流的事。

〰 小港
來自紅毛港的
港邊中藥行

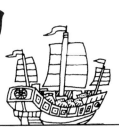

MERCHANT

裕峰中藥房

那次是輕微心肌梗塞的前兆。他趁著還清醒打開手邊的《傷寒雜病論》，評估症狀給自己簡單配藥，緩和了症狀，也爭取到就醫的時間；也是那次，他開始對中醫的成效心悅誠服。

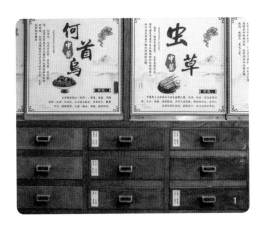

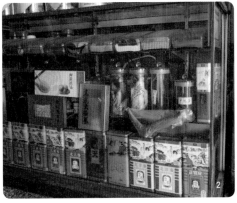

1、2 | 裕峰中藥行座落於小港一處重劃區中，小小一間店面，藏著紅毛港聚落的遷徙故事。

車開上車流擁擠的中山路，路邊的風景迎來許多穿插的大卡車，進入港邊城市的尾端，灰色的重劃區中，有點年紀的集合住宅透天，裕峰中藥房就座落其中。旁邊就是一間西藥房、附近還有檳榔攤和兩家機車行，看似尋常的台灣街景背後，整片聚落帶著自己的遷移故事；此社區正是紅毛港遷村後的移居據點，整個街廓安頓了多戶紅毛港遷村而移居小港的家戶，而紅毛港的味道與祕方，也跟著裕峰中藥行一起從紅毛港移入。

梳著俐落油頭的洪輝霖，穿襯衫和西褲，帶著一疊又一疊的老相片，打開矮小的折疊桌，坐在櫃台旁，和我們聊起過往。

從紅毛港到小港，藥行裡藏著討海人抗風寒的祕方

裕峰中藥行原名輝峰中藥行，輝字取自第一代老闆：洪輝霖。洪輝霖曾任 28 年的里長，也是洪氏佛祖廟的主任委員；從紅毛港一起到小港的，不只中藥行，還有凝聚洪氏宗親的廟宇，更有服務地方的人望。其中的一張老照片，拍的正是現在的店門口，黑沉沉的大塊匾額，寫著「造福里民」，看起來正是年輕有為的夫妻倆一人拿著一邊，旁邊的板凳上，洪家的兒子笑得開懷。

自小在紅毛港這個富庶的漁村長大，到了 14 歲便前往港口的另一端的哈瑪星學功夫，當時哈瑪星的藥房沒有休假，平常還要揹小孩和顧店。還好藥房老闆還算照顧他，他也在哈瑪星學得真功夫，並認識了後來娶為妻的太太。順利抱得美人歸之後，他們就回到紅毛港開業。

一樣是在港口做中藥生意，討海人生意強強滾，就更能夠捨得花錢。洪輝霖的祖傳祕方有針對胃寒、風濕、轉大人和不孕，除了能夠炒麻油雞、燒酒雞、三杯雞，有的藥方還適配海產。以藥材燉煮蟳、蟹、石斑、烏魚，或搭配麻油煮粥，補冬養生兩不廢。紅毛港人還特愛以肉桂與熟地為主的藥粉，能夠醃漬或燉煮，溫補抵抗讓人頭疼的海風，這特殊的一味也成為紅毛港人獨特的家鄉味。店裡也賣討海急用的成藥，三支雨傘標、國安、保力達 B，一樣是店裡熱賣商品。

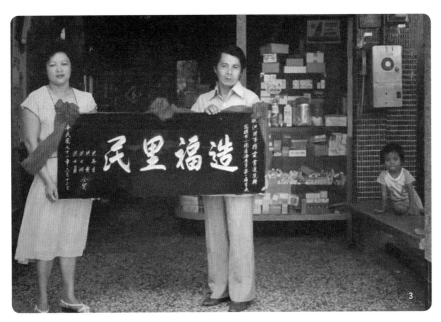

3

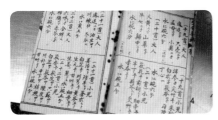

4

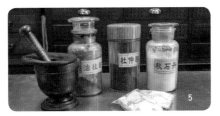

5

3 ｜第一代老闆洪輝霖曾任 28 年的里長，中藥行與紅毛港整個聚落的人一起來到小港生活。

4 ｜二代洪裕峰抱著繼承家業的想法前往北京念中醫，在一次身體不適時打開手邊《傷寒雜病論》即時自救，因而對中醫更加心悅誠服。

5 ｜藥房裡有多帖方子都保留著紅毛港的老味道。

破港後，港口沉砂日漸淤積嚴重，國家政策之下，紅毛港遷徙之日來臨，店面也因此移來小港。洪輝霖兢兢業業過日子，直到現在他已是半退休狀態，藥房大部分的業務都交給兒子洪裕峰。聊得差不多，他說廟裡還有事，照片收一收，瀟灑地先走一步。

一次輕微心肌梗塞前兆，使二老闆對中醫心悅誠服

櫃台後，第二代老闆和老闆娘忙碌抓藥、配藥，夫妻合作無間。第二代老闆洪裕峰，抱持著繼承家業的想法，選讀中醫，並取得北京中醫藥大學碩士。剛開始學醫沒有太多想法，但是在一個寒冬，他覺得心臟不舒服，到達急診室門口後又只能等待，自己思考後，決定先回來抓藥，那次是輕微心肌梗塞的前兆。他趁著還清醒打開手邊的《傷寒雜病論》，評估症狀給自己簡單配藥，緩和了症狀，也爭取到就醫的時間；也是那次，他開始對中醫的成效心悅誠服。

洪裕峰後來認識自己的同學陳思穎，兩人相識，而後結為連理，懷著對中醫的共同理想，一起從北京回到台灣。

問起學業完畢，正是中國大好之時，怎麼想要回來呢？思穎看了一下老公，兩個人安靜了一下，又笑了。兩個人當然也會想，如果留在北京，大約現在又是不同的光景。同學們各個事業有成，眼光精準的大都擁有一片天地，名聲利益兩不誤。但確定要回到台灣，其實只因為一段很小的片刻時光。思穎說，「那裡太競爭了。」同學的小孩放學在校門口等待大人接送，卻為了爸爸開的車不夠稱頭，就發了一陣脾氣。孟母三遷，抓小看大，回來大概就是一年之間。千里迢迢之後，回到台灣守著這間老中藥房，能夠溫飽、家人在旁，心中就有無比的踏實與心安。

洪裕峰說，以前客人都要認爸爸的臉，現在，會認自己的臉了。

當代學中醫的多不懂中藥，懂中藥的耆老又漸凋零

疫情之間，台灣的中醫又興起一波，西醫做不到的事前預防、事後保養，中醫補上。家

裡煮藥的機器，日日煎熬，都燒壞了一台。
思穎說，有些清熱解毒的藥材，在台灣其實
有機會隨處可得；桑葉、薄荷、魚腥草是最
基本，不然仙草茶也行，或者來杯無糖仙楂
烏梅汁。這都是中醫流傳已久的民間智慧。
藥房現在除了紅毛港的老味道，還有裕峰和
思穎專業的中藥與中醫諮詢，這是別間店少
有的；現在台灣的現況大約是學中醫的不懂
中藥，懂中藥的耆老也日漸凋零，想學的年
輕人也少有開放的管道。

除了中醫、中藥專精，店裡也還販售精選藥
材的臭豆腐料理包、十種辣椒配製的辣椒醬，
還有精心溫炒的黑豆茶、純中藥防蚊包等等。
一群人來採訪嘰嘰喳喳也買了不少。後續交
換一下心得，防蚊包真的有效，而臭豆腐則
又香又好吃。

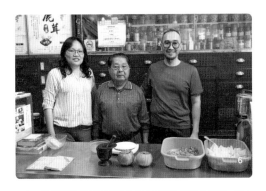

6｜二代老闆與老闆娘皆為北京中醫藥大學碩士畢業，兩人攜手回鄉繼承家業。

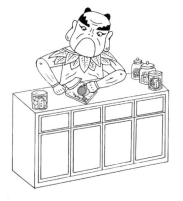

藥房小檔案　　PROFILE

來自紅毛港的幾十年傳承老藥房，留有
各種特色藥方與紅毛港家傳的味道，現
在是第二代老闆與老闆娘共同當家。老
闆與老闆娘皆為中醫碩士，接受客製化
茶包、養生藥燉等專業諮詢。

裕峰中藥房
地址｜高雄市小港區康莊路 62 號
電話｜(07) 801-1688　　營業時間｜8:00-21:30，
每週日休息。

≈≈ 林園

廣結善緣、人情牽成的中醫藥之道

撰文◎謝沛瑩、攝影◎鍾舜文

MERCHANT

益善堂藥舖

「就想說小時候沒機會念書，所以有機會念就盡量念。」林老闆或許也沒想過，自己竟然不斷受到貴人、朋友相助，加上太太的鼓勵，一路讀到中醫博士。

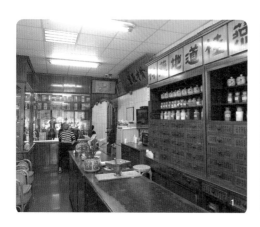

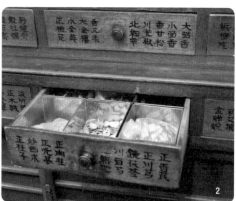

穿過益善堂藥舖狹長的空間結構，林所先生在營業空間後面的辦公室等我們。林老闆是我心目中和藹爺爺的典型，從頭到尾瞇著眼、帶著親切的笑容，回想著一甲子之前的故事。

「我的師傅名叫黃家善，是廣州人，從軍中逃跑後，就到中藥房拜師學藝。」林老闆的大姑丈略懂中藥，在抓藥單時結識當時已經自己開業的黃師傅，在林老闆國小畢業時，就被介紹去當孩子工，直到屆兵役年齡為止。「從磨藥粉開始，各種瑣碎的工作都要做；晚上也睡在店內，靠著牆壁，睡在竹床（竹竿架起來的簡陋床架）上。」退伍之後先在中藥房上班，三年後在現址開業：「之前上班的中藥房也在這附近，後來變成百貨店了。」

百貨店也是後來的事了。剛買下這間房子時，屋體還是傳統的黑瓦跟竹子牆，門口是泥土路，對面擺著賣竹柴的攤位。雖然早年的林園不怎麼熱鬧，但因為老家就住林鳳宮附近，熟識的人比較多，所以沒有想過要去其他地方開店。

人情牽成，齊赴廣東學習中藥之道

「就想說小時候沒機會念書，所以有機會念就盡量念。」林老闆或許也沒想過，自己竟然不斷受到貴人、朋友相助，加上太太的鼓勵，一路讀到中醫博士。跨海習醫之路的開端，是朋友的朋友介紹、一群十來個人相約去廣州念中醫藥大學（中國最早創立的中醫藥專門學校之一）。學制採半函授的方式，需要去廣州時大家就住在一起，互相照應。

後來在福州工作的林園同鄉聽聞林老闆的事，鼓勵、協助他報考福建中醫藥大學。在那邊除了中藥之外，也副修骨科；「那個骨科老師很厲害，曾經有來台灣，遇到人受傷跌斷腿，本來以為要開刀，結果老師用膏藥就把人治好了。」結業之後，一個回到台北發展的同學，推薦林老闆再到湖南中醫藥大學進修。雖然學校給台灣學生優待，但入學考試仍然不簡單，「尤其考長沙（湖南）的時候，考場在北京大學的大禮堂，一次有幾百多個考生。我當時想著，以前的人都說進京考狀元，

---

1 ｜剛買下這間房子時，屋體還是傳統黑瓦和竹子牆，現則整修得乾淨明亮。
2 ｜林老先生遵循古法親自處理藥材，將品質顧到最好。

這種小說戲劇的情節，現在我也總算來一次了。」

點滴受恩、兢業以報，長年身負公會重任

「我在長沙時也修習過西醫課程，同時具有中西醫學基礎，更能覺察人的狀態跟病癥，所以能做出更好的判斷，也取信於顧客。」雖然學歷不受台灣承認，因而無法行醫，但他仍然兢兢業業地把師承的精神實踐在每日的工作中。「現成的藥材先不說效果，光是單純聞香氣，就已經差自己照著古法處理的東西一截。比方說熟地（熟地黃），現在有些人求方便會用水煮，但我都遵照古方，像是炊粿一樣用蒸的，不會隨隨便便。」

而談到平日的生意狀況，「就一陣一陣啦，總之不脫保健、坐月子、補身體。」林老闆的理念中，藥膳就應該好吃又不上火，尤其是進補時，縱使會貴一點，也應該盡量用好的藥材。與其便宜但顧客吃了沒用，不如事先說明清楚，識貨的人就會說沒問題，「還有客人跟我說，小孩子一吃就知道了，不喜歡吃別家抓的藥膳呢。」

點滴之恩，湧泉以報；學習時受到的恩惠，林老闆悉數回饋以服務同業。曾從高雄縣中藥商業同業公會理事長、省公會理事長，做到全國聯合會理事長，除了責任感之外，也是因為受到公會的大家照顧，所以當仁不讓地接下大家的託付。林老闆謙虛沒說太多，此時經過的老員工補充，「我覺得應該是因為他人緣不錯，大家也覺得他有遠見，因此才會一直當理事；他也一直很熱心地出錢出力。」老員工對雇主的驕傲之情溢於言表；而人與人之間的互助牽繫，正如同多種藥材合補的珍膳，護持著這一條長而遠的中藥之道。

藥房小檔案　　PROFILE

見證林園從竹牆泥地到熱鬧街仔的發展，藥舖與林老闆的故事如同店號「益善」一般，是廣結善緣、人情牽成的中醫藥之道。經營藥房一甲子，仍兢兢業業遵照古方，寧願拉高售價，也希望客人吃到好吃又不上火的藥膳。

益善堂藥舖
地址｜高雄市林園區東林西路 56 號
電話｜(07) 641-3683　　營業時間｜8:00-18:00，
每週六中午後與週日休息

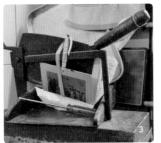

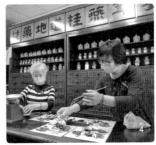

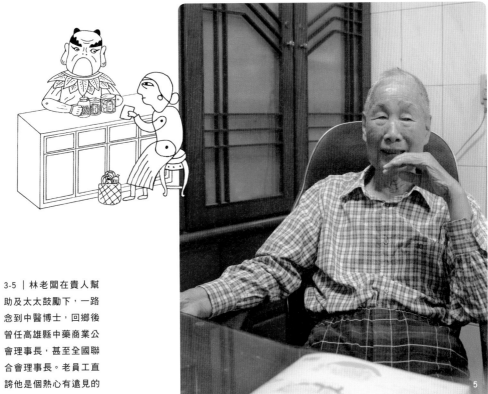

3-5 ｜林老闆在貴人幫助及太太鼓勵下，一路念到中醫博士，回鄉後曾任高雄縣中藥商業公會理事長，甚至全國聯合會理事長。老員工直誇他是個熱心有遠見的人。

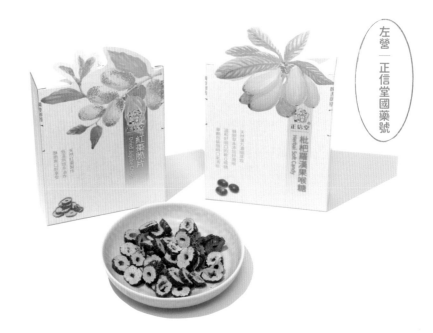

為繁忙上班族提出
更便於品飲的養生新解

紅棗脆片・枇杷羅漢果喉糖

饞

健康零食的新選擇

左營｜正信堂國藥號

撰文◎劉怡青、攝影◎許豐凱

以天然紅棗進行低溫烘焙，無添加糖即有天然甜味，爽脆的口感就像解饞的美味零食。同款紙盒包裝的還有清涼潤喉的枇杷羅漢果喉糖，天然漢方濃縮萃取，單顆包裝適合隨身攜帶，都是方便又可口的零食新選擇。

養生茶飲・枸杞夾心餅

吸

適於常駐辦公室的良品

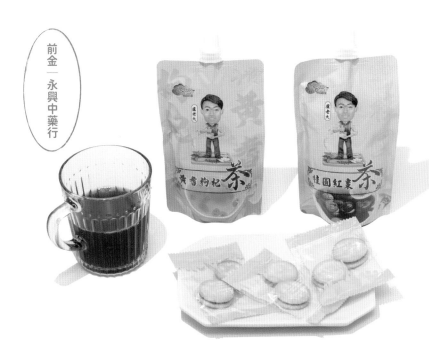

前金｜永興中藥行

設計為隨身包吸嘴袋的養生茶飲系列，有羅漢果潤喉茶、黃耆枸杞茶、洛神花茶與桂圓紅棗茶等等。單包裝可常溫儲放，成分天然且熱量低，是取代辦公室手搖飲的絕佳良品。若工作一半肚子餓，也可選擇內夾枸杞、橘皮果蜜的小圓餅止飢。

海線創生記

港都海線城鎮繁忙，有許多辦公大樓位於此區，因此中藥房也紛紛為年輕一輩上班族打造養生與方便性兼顧的創新商品。久坐辦公桌、盯電腦的職場工作者，經常有一起訂飲料的習慣，而漢方茶飲正是老藥房回應現代人需求的答案。除此之外，也設計出可隨手取食的小包裝零食。

通縱貫

Through the Road

與聚落長伴，
養身保健、傳承古老智慧

湖內・岡山・橋頭

大社・楠梓・仁武

三民・鳳山・大寮

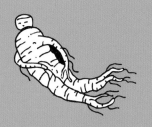

縱貫線導讀 ———

一進到中藥房，每一格都相同大小，上頭寫著滿滿藥材名的藥櫃，是最初一致的視覺印象，同時撲鼻而來的香氣，讓人勾起家中廚房的嗅覺思緒。是冰箱裡的那包四物或四神，是餐桌上的滷肉、羊肉爐或紅燒牛肉湯，混揉在一起挑動味蕾，細細分辨又是一陣鄉愁。

台灣的中藥藥材主要進口自中國，高雄因港口船運的便利，成為進口買賣生意的大本營。鄰近愛河的三民區，更有公路及鐵路的運輸優勢，除了是各類買賣的集散地，也是中藥相關產業的落腳處，從上游的進口買賣，批發到下游的零售，甚至中藥同業公會（隸屬於舊高雄市）也設立於此，以便同業交流聯絡。

我們這次在三民區拜會的是中都市場旁的奇安藥行，和湖內的櫻生中藥鋪一樣，仍維持著傳統的炮製技法，替有各種需求的客人準備藥材。楠梓茂陞中藥行、鳳山高昇中藥房、岡山和春藥行都是在地的老字號藥鋪，許多婆婆媽媽在鄰近的菜市場買完菜後，都會順道來店家抓一帖藥膳補帖回家料理。在大寮中庄市場旁的重德堂蔘藥行，特別有傳統的陶壺煎藥服務，並堅持使用炭火，提早預訂就可以在出門買菜時順路把藥湯帶回家。岡山還有一家在市場內的玉蓮青草藥店，店主人從曾祖父那一代就以幫人採青草為業，除了提供青草之外，也有雙春花、化妝箱等傳統嫁娶用品。

縱貫線的中藥房在新一代接手經營後，也積極開創特色經營之道。橋頭瑞生堂設計出與中藥知識、文化相關的 DIY 體驗課程，廣受大小朋友好評。鳳山順昌中藥行從協助餐飲業香料開發與量產，到麻辣鍋底即食冷凍包，透過推廣香料，把中藥帶入生活。仁武順和堂中藥行開發藥食同源的藥膳包，滿足現代人養生調理需求，開闢新客源。大社厚安中藥房從團購麵包車得到靈感，開展藥膳外送服務，也隨車帶著藥材向消費者說明介紹，開發出很多從沒去過中藥房的客戶。

中藥文化深植在你我的日常生活中，縱使中藥供需的市場大不如從前，但它所蘊含的功夫技藝，還有自古傳承下來養身保健的觀念，不僅滋養療癒了身體，也給予我們最溫暖的精神慰藉，而長年經營與客人間相互陪伴的信任感，便是中藥房迄今存在的關鍵。

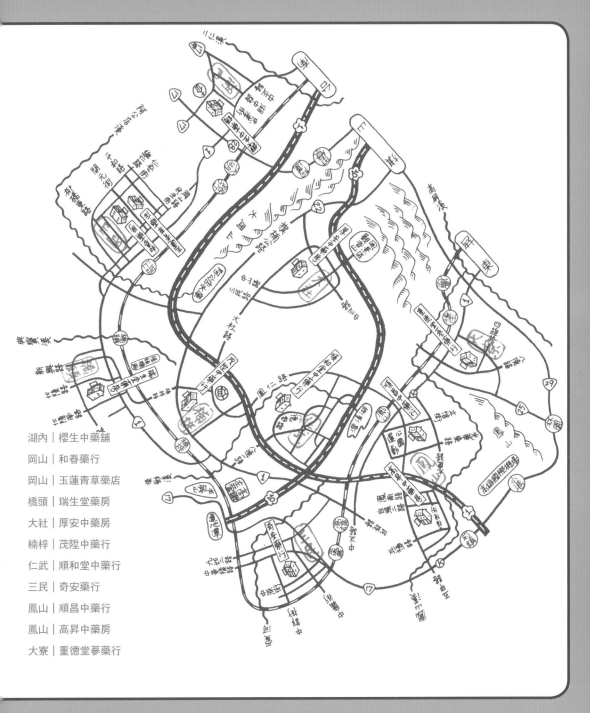

湖內｜櫻生中藥舖

岡山｜和春藥行

岡山｜玉蓮青草店

橋頭｜瑞生堂藥房

大社｜厚安中藥房

楠梓｜茂陞中藥行

仁武｜順和堂中藥行

三民｜奇安藥行

鳳山｜順昌中藥行

鳳山｜高昇中藥房

大寮｜重德堂蔘藥行

藏在藥櫥中的鄉野傳奇與人生故事

撰文◎謝沛瑩、攝影◎鍾舜文

MERCHANT

櫻生中藥舖

老闆的敘事提詞都是「這有很多故事」與「這也是有歷史」，彷彿他背後的抽屜裝的並不是中藥，而是可以信手拈來的種種傳說……

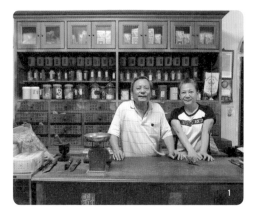

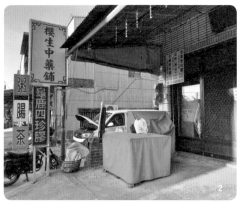

抵達櫻生中藥舖時，李老闆正在門口抽麥門冬的芯。位在台17甲支線、長老會海埔教會對面的透天厝，內部寬敞到幾乎可以成為一個小賣場，老闆一面招呼、一邊領我們走過茶具與倉儲區。可惜清朝時就有的老藥櫥不敵時間侵蝕；即便如此，櫃台後的藥櫥二代還是有幾十年歷史。李明福先生是藥舖第三代，湖內在地人——聽著一口濃厚海口腔台語也略知一二——家族史幾乎與湖內海埔「園子內」聚落的發展史平行。

藏在藥櫥中的鄉野傳奇

「說到對面的海埔教會，這也是有很多歷史。」李老闆講起一個揉雜著基督教神蹟與鄉野傳奇的故事：有戶人家主人體弱多病，乩童指示須殺猴做藥引燉來吃，家主吃完竟然暴斃，家中供奉的神像因而被丟棄，但猴已成妖，附靈於內。園子內一個賣纏腳帛的太太，出門叫賣時，在路旁看到這尊神像，覺得很漂亮，遂拾回設萬應公廟祭祀，卻引來猴精作亂。

「比方說種田人拉回整牛車番薯，結果一夜被猴子吃光；還有小孩子說晚上看到猴子在蚊帳上跳起跳落。」此時有英國的傳教士到來，稱信耶穌就不會被猴精騷擾，「於是整個園子內，姓李、姓詹、姓曾的……都信了基督教。」

雖然沒看過清代出生的阿公，但留下的老醫書倒是都讀完了。「你看，這本寫民國1年，」李老闆一派輕鬆地從櫃台邊拿出一疊文庫本尺寸的線裝書，有典籍、有附插圖的筆記，神奇的是還有一本阿公跟施閹嘴（施明德父）合寫的札記，錄載著打架打哪個穴道才能重傷人於無形，「而且沒有寫解方，這個超毒的，我都不敢拿出來給人家看，幸好這需要了解經絡才能看懂。」語畢，又跟我們聊了一陣子易經八卦。

夢中出現白衣老者，自此就看懂了醫書

阿公接觸中藥的契機，是為了家族存續。

1 ｜ 李老闆隨手捕捉靈光一閃，都是一個精采的傳奇故事。

2 ｜ 櫻生中藥舖就位在台17甲支線上、長老會海埔教會對面。

「我爸爸是么子，跟我大伯差了 19 歲，中間好幾個小孩活不到 10 歲就走了，阿媽擔心到快要起肖。」為了拯救自己的小孩，阿公向唐山來的中醫師拜師學藝，結果學成之後竟在附近出了名，海線不少人受惠於他開的藥帖。

輪到父親要傳承時，無獨有偶地，也傳給了 40 歲才誕下的么子。「上面兄長都不接，一個推一個，最後推到我。」李老闆笑說，處理藥材過程辛苦，兒時的自己才沒有興趣，「偷跑到高雄市、偷跑到台南，總是被爸爸當警察抓回來。」但老闆自陳，傳給自己或許也是因緣俱足；「這也是有故事的，我其實有一點天分啦，有受無形的指導。一般國中生哪看的懂醫書，都是文言文，也沒有字典可以查啊，看著看著就打起盹；夢中有個白衣老者來教自己讀書，醒來就看懂了。」我追問，難道是太白星君一類的醫仙？「類似啦，反正我基督教的我不知道。」

我漸漸發現，老闆的敘事提詞都是「這有很多故事」與「這也是有歷史」，彷彿他背後的抽屜裝的並不是中藥，而是可以信手拈來的種種傳說；而當伴生的歷史如這個藥櫃一般豐富而龐大、沉默中訴說一切，個人的故事就變得渺小。

沁入藥膳內的人生況味

在這種狀況下，若非驚天動地的事件，似乎就不好意思說出口。「大概 40 歲的時候，我突然回想起國小時踢足球的英姿，決定重溫舊夢。」結果倒掛金鉤成了倒栽蔥，跌傷了脊椎。「我對醫生說，給我三個月，不行我再回來開刀，每天吃藥膳燉豬腳，還真的有點起色；但副作用是胖了五公斤，只好改成藥酒。」後來浸藥酒就成了習慣，鄰人在田間抓到什麼好東西，土龍啦、蛇啦，都會拿來給他；有時一早起來，就會在家門口的水缸發現鄰居投放的小生物。

3｜店裡堆滿各式中藥材。

4｜雖然自清朝就有的第一代老藥櫥已不敵時間侵蝕，但櫻生中藥鋪內仍留下不少使用許久的器具。

5｜老闆珍藏的老醫書包含一本阿公與施閬嘴合寫的札記。

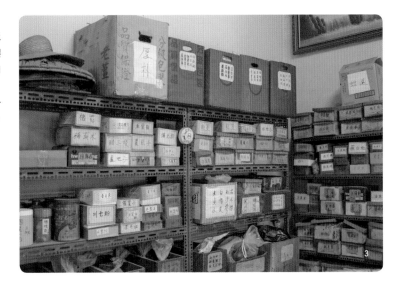

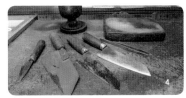

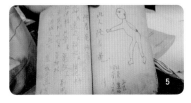

聊到一半，有客人來買藥膳，老闆抓給他的四物卻超過四種，「因為他要煮鱉，所以幫他多加枸杞跟桂枝。」等等，鱉在您的口氣裡，為什麼比燉雞還稀鬆日常？「海埔就是這樣，像我啊，『有毛吃到棕簑，無毛吃到秤砣，兩腳吃到樓梯、四腳吃到桌櫃』。」如此豪邁地嘴吃八方，能吃進肚的都燉燉四物，興許也是一種福氣。

問起李老闆中藥最有趣的地方，他答以：「從中藥裡面讀出那個『味』。」正要追問是怎樣的「味」時，話題又被老闆徹頭帶開；但我大膽猜測，答案就在未言之處──詩書道途、歷史傳說、人生況味──人的運作與世界的運作，或許對老闆來講，都可能從中藥材繁複深沉的滋味中嘗出吧。

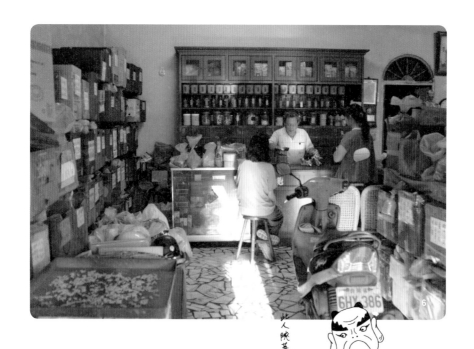

6

藥房小檔案   PROFILE
─────────────

藥櫥中彷彿藏滿故事，李老闆的家族史
幾乎與湖內海埔「園子內」聚落的發展
史平行。無論是三代相傳的百年醫書筆
記、自藏的藥酒、或者興趣使然的各路
雜學，都徹底體現了海埔人嘴吃八方的
豪邁況味。

櫻生中藥舖

地址｜高雄市湖內區和平路 124 號

電話｜(07) 699-3811　營業時間｜9:00-20:00，
每週日休息。

6｜老闆信手捻來皆是故
事，彷彿他背後抽屜裝的
不是中藥，而是種種傳說。

撰文◎蘇福男、攝影◎盧昱瑞

開錢街上的三代古厝中藥行

MERCHANT

和春藥行

沒想到 COVID-19 疫情爆發後，一帖「清冠一號」意外爆紅，再度顛覆民眾對中藥的刻板印象，中醫診所求診人潮門庭若市……

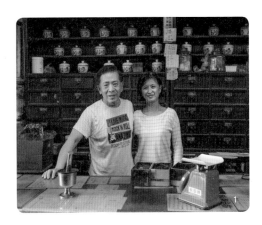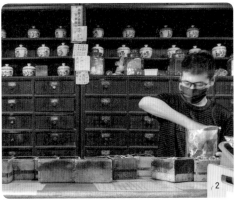

1 │ 父親的驟逝，迫使鄭維山走上中藥這條路，毅然決然放棄升學而改鑽研中藥，並赴中藥研究所修習學分。

2 │ 鄭家三代人持續撐起百年老藥房，默默守護開錢街的居民健康。

從車水馬龍的省道台一線轉進岡山平和路，這條在地人口中的「中街仔」，昔日因為直通岡山火車站，從日治時期至民國80年代曾是整個大岡山地區最繁華的街道，熱鬧程度有如台北西門町。即使如今風華不再，街道上櫛次鱗比的類巴洛克洋樓建築，依然是北高雄最精采、醒目的地標，讓人不自覺放慢急促的腳步，仔細端詳欣賞。

在彷如時光倒流的中街穿街走巷，我們轉進了當地戲稱為「開錢街」的開元街，人潮車流更加稀稀落落。昔日白天的開元街是傳統農業食材、器材、市場的商店街，日治時期岡山唯一的公設市場阿公店市場、魚市場、肉品市場和農會，都在這條街上；而入夜後的開元街，則是燈紅酒綠、紅男綠女一夕揮霍萬金的「開錢街」，當時岡山的四大酒樓——岡山樓、醉鄉樓、花月樓（朝鮮樓）及福月樓都在街上，如今人去樓空、洗盡鉛華，街道上的洋樓略顯老派，此行造訪的和春藥行就隱身其間。

到近百年的老厝裡，抓一帖以故事加味的藥方

「來喔，大家攏入來坐喔～」和春藥行第二代老闆鄭維山邊忙著刀切藥材，邊熱情地招呼採訪團隊夥伴進入藥房，但一行人看到充滿古早味的門面，就隨興堵在門口開始好奇研究起來：「請問老闆，你們平常都是怎麼開店、關門的？」攝影師終於忍不住發問，鄭維山抬起頭微笑說道：「我們每天開門、關店都還是要人去搬抬古早門，開店至今近百年完全沒改變，古早門有凹凸槽設計，扣上就自動關上，任憑你怎麼撞都撞不開，我們還保留著和西子灣英國領事館同樣的紅磚白色石灰牆。」

「我們的地板更厲害，你看它凹凸不平整，走起來就像在少林寺練武功一樣。本來想和隔壁一起重建，當初設計圖也畫好了，結果很多客人反映說，這樣比較像古蹟，來古蹟藥房抓藥也很舒服，紛紛要求保留原貌，最後我們決定從善如流，只有為了吹冷氣，才勉強在店門口裝設自動門。」鄭老闆獨特又生動的藥房歷史簡介，有如一帖加味藥方，讓人茅塞頓開，聽得津津有味。

和春藥行是岡山老街的百年老藥房，原

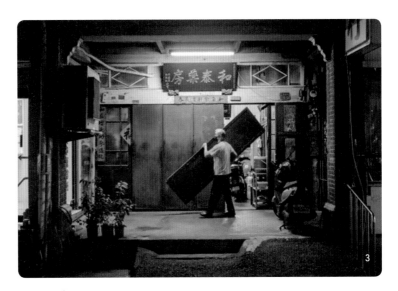

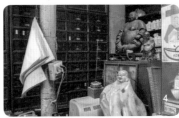

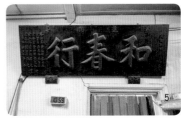

3 │ 古蹟一般的老店有扇古早木門，每天都需以人工搬抬才能開、關門，結構十分牢固。

4 │ 店內老藥櫃的每格抽屜都刻有藥材名，據說是岡山王秀才手刻的草書真跡。

5 │ 和春行是岡山老街上的百年老藥房，原名「和豐藥房」，民國 40 幾年才由現任老闆的
父親接手，改為「和春藥行」並搬到現址。

名「和豐藥房」，創店老闆據說是高雄田寮人，藥房原先開在開元街的路頭，民國40幾年鄭光文接手後改名「和春」，並搬遷至現址。「我們是澎湖西嶼鄉的世代討海人，阿公還曾經因為漁船船難而登上媒體版面，父親15、6歲跨過黑水溝來高雄港碼頭從事苦力工作，也曾到台南學木工，後來因緣際會接觸到中藥材，才落腳岡山開中藥房。」

古道熱腸的父親早逝，姊弟倆因而承接衣缽

鄭維山說，和春昔日是中藥材大盤商，當時雇請了很多員工，樓下是藥房，樓上是住家，「父親交遊廣闊非常好客，當時家裡每次開伙都要三桌，包括店內員工、來訪的朋友和鄉下來抓藥的鄉親，父親都會留他們一起吃飯，每天食客沒有三千，至少也有三十！」由於鄭光文熱心又好客，還一度被拱參選岡山鎮長，可惜英年早逝，鄭維山也因家道中落，意外承接起家業。

「當初開藥房是為了生活，不是興趣」，鄭維山坦言，小時候父母並不想讓他們

姊弟承接中藥房家業，他因此專注在課業上，很少待在店裡幫忙。和春的鼎盛時期鄭維山參與不多，但父親的驟逝，迫使他和姊姊意外走上中醫藥這條路。

為了彌補父親來不及傳承的缺憾，鄭維山放棄升學，開始學習中藥，鑽研中醫師檢定特考相關書籍，並赴中藥研究所受訓修學分，退伍後留守岡山老家和春藥行。理論加上多年的實務經驗，鄭維山累積了中醫藥深厚的學理基礎和經驗，持續維繫和春在老顧客的口碑和信任感；姊姊則通過中醫師特考，婚後到新北市三重開設富信中醫診所。

一帖「清冠一號」翻轉台灣人對中藥的刻板印象

鄭維山表示，半世紀以來，國內中藥房歷經幾波大起大落，民國60年代股票大好時，各行業一片欣欣向榮，中藥房每天生意門庭若市、川流不息。早期尚未醫藥分業，有一陣子十分盛行信眾到宮廟向神明乞求降旨賜「龍黃」（俗稱「藥籤」），再持藥籤來抓藥；但醫藥分業後，中藥房沒有調劑權，不能再隨意幫

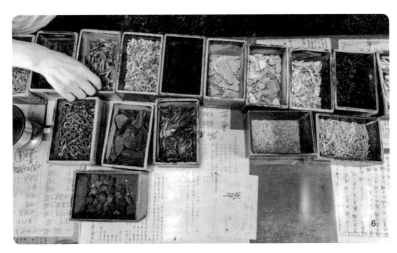

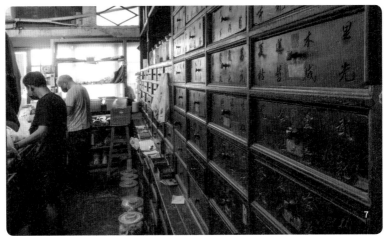

6、7 ｜一家中藥行能存活百年，最重要的即是人與人之間的信任感。不只抓藥的功夫與知識代
代相傳，人情亦如是。

顧客抓藥，除非有中醫師開具的處方箋，中藥房只能賣些藥膳、養生保健產品，生意大不如前。

沒想到 COVID-19 疫情爆發後，一帖「清冠一號」意外爆紅，再度顛覆民眾對中藥的刻板印象，中醫診所求診人潮門庭若市，「疫情後，不少人突然注重起身體保健，會來藥房買些青耆、當歸、枸杞、紅棗等藥膳補補身，沒有食補習慣的上班族和年輕人，則青睞洛神、山楂、烏梅等花果茶，中藥房生意確實有明顯增加」，鄭維山對中藥房的未來不致於悲觀，「中藥材越來越多，陸續有新藥被開發出來。」和春藥行的藥材都存放在一樓，隔壁則堆放不下二、三百種中草藥，鄭維山認為中藥房行業不可能消失，但也無法回復過往的風光。

鄭維山常說，一間藥房能存活百年，必有它的原理在，至少有它的可信度，「顧客上門來買藥材，首先就是認藥房，再來就是認人，也就是信任感。」鄭維山感謝父親當年打下的深厚根基，讓後人乘涼，而和春這間百年老店也後繼有人。鄭維山讀環工的兒子和媳婦已逐步學習承接和春藥行，而女兒鄭芸如則考上中醫師，在和春藥行隔壁開設中醫診所，鄭家三代人持續撐起百年老藥房，默默守護開錢街的居民健康。

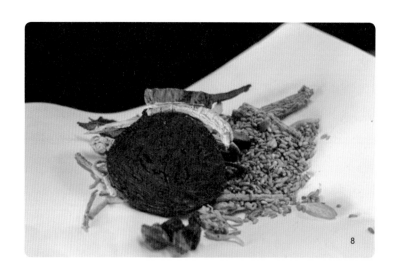

8 | COVID-19 疫情後多了許多在意養生與身體保健的人，抓藥帖回家補身的人也就多了起來。
9 | 和春藥行應顧客要求，保留古蹟原貌。

8

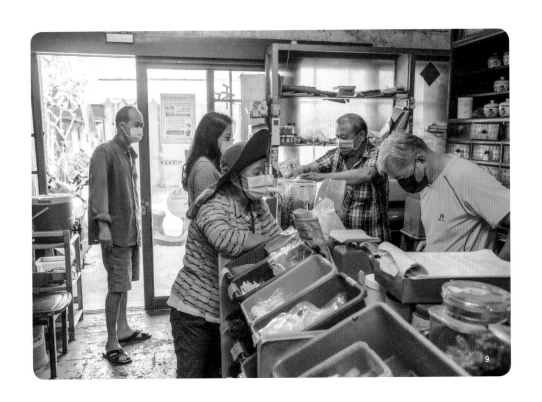

9

藥房小檔案　　PROFILE

前身為「和豐藥房」，日治時期就開在
岡山開元街，民國 40 幾年澎湖人鄭光文
接手後，改名「和春藥行」，並搬遷至
現址。店內一整面三大落的中藥藥櫃上，
每個抽屜都刻有藥材名，據說是岡山王
秀才手工刻製的草書真跡，曾有國中老
師專程前往拓真跡收藏。

和春藥行
地址｜高雄市岡山區開元街 59 號
電話｜(07) 621-2026　　營業時間｜7:00-21:00

撰文◎謝沛瑩、攝影◎盧昱瑞

草藥青與頭花紅

MERCHANT

玉蓮青草藥店

陳老闆說明，每個採草人了解的青草藥不一定相同，她會向不同的人委託不同的青草。「台灣的青草四千多種，不過我大概放個兩百種，就已經很好賣了。」

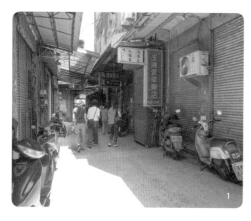

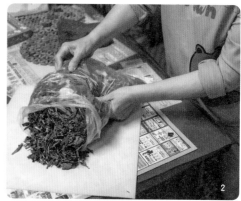

拐入岡山舊市場外緣的巷子，玉蓮青草藥店的招牌旁，另貼一張紅紙寫著「雙春花、化妝箱、嫁娶用品」。好奇地探看小店面內部，白色磚牆圍繞的空間疊著一大袋一大袋青草，頭花的紅紙盒插在縫隙看起來特別鮮豔醒目，導致大家一進門竟然不是先問青草，而是嚷著想看紅花。

台灣青草四千多種，來自不同專業的採草人

「我姊姊之前在隔壁賣結婚用品，還會挽面。她退休了，我就接起來賣一些，想說可能還是會有人需要，但賣不多啦。」古早味新秘被婚紗公司取代，一條龍服務雖然也會搭配中式嫁娶道具，但終究沒有傳統市場賣的有味道；只有識貨的老輩知道要探進傳統市場，購買布作精緻的頭花、媒人婆撒的緣粉、包裝復古鮮豔的白碰粉、或泛著華麗光澤的紅皮化妝箱。

身形瘦小、但精神煥發的陳玉寶女士是在地人，已在此經營了 30 幾年。從曾祖父到父親都以幫人採青草為業，她自己也對草藥有興趣，所以改開青草店。陳老闆說明，每個採草人了解的青草藥不一定相同，她會向不同的人委託不同的青草。「台灣的青草四千多種，不過我大概放個兩百種，就已經很好賣了。」進貨的青草大多來自台東、花蓮，她認為東部的水土較乾淨、少污染。她進一步解釋，有些中藥因為氣候、風土關係，所以必須向中國進口；而青草跟中藥的狀況恰好相反，雖然從中國進口青草比較便宜，但台灣的青草比較好。採收回來後，曝曬一兩天避免發霉，最後再送進自己的店裡。

有因應不同需求的茶配方，但也得順應季節性

青草一般都是煮成茶飲用。從針對滋養、綜合養生到單純解渴，老闆都有對應的口味。除外也會有人拿著口耳相傳的茶配方來。偶爾會遇到客人受神明指示要吃「未曬乾前的生草」，這可就要費一番功夫，與其說是測試信徒的信仰，不如說是在考

1｜青草藥店招牌旁，另有張紅紙寫著「雙春花、化妝箱、嫁娶用品」。
2｜老闆陳寶玉會向不同採草人委託各式青草，進貨多來自台東、花蓮。

驗老闆。「我只能請人特別找，因為草藥也是季節性的，生長狀況還會受到氣候影響，所以也不一定能變出來給客人。」

幸好大部分的狀況下，我們只要抱回一大包青草，用小火煮一兩個小時，就能得到一人可喝三天的茶飲。藥草茶通常會先微苦後回甘，但真的吃不了苦也無妨，加上冰糖或者古早味黑糖，就是最棒的養生飲料了。

藥房小檔案　　**PROFILE**

位於岡山舊市場旁，採草世家出身的陳老闆已經營三十幾年，從針對滋養、綜合養生到單純解渴，都能推薦對應的口味。除了散發苦甘香氣的青草，也兼賣傳統結婚用品，是當今也少見的傳統市場特有風景。

玉蓮青草藥店
地址｜高雄市岡山區平安里開元街 12 號
電話｜(07) 621-3606　營業時間｜09:00-17:30，
每週六、日 09:00-12:00。

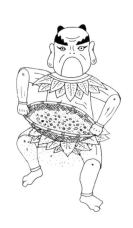

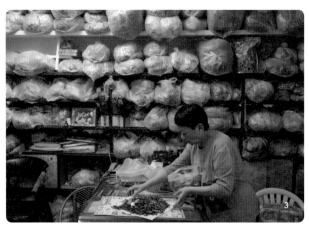

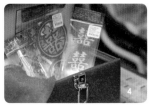
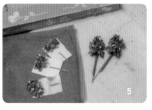

3｜台灣青草藥有四千多種，玉蓮藥草店裡就有兩百多種。
4、5｜店裡的頭花和嫁娶用品是老闆姊姊以前在隔壁販賣，姊姊退休後藥草店就兼著賣。

撰文◎謝沛瑩、攝影◎盧昱瑞

中藥夢的超展開

MERCHANT

瑞生堂藥房

「我正在測試新教案,」黃老闆表示,她時時刻刻都在發想可以與中藥結合的日常物件;「短期內真的是光這塊就有得忙了。」

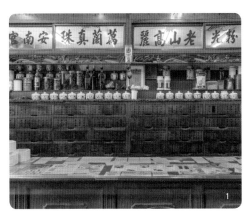
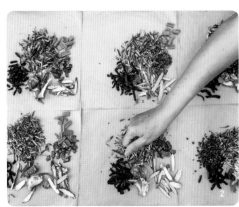

1 | 瑞生堂是黃老闆父親為圓夢想頂下的中藥店。

2 | 社區中藥店的生意會與附近居民作息、信仰息息相關,比如初一十五買拜拜用的雞鴨魚肉後,許多人會順道到店裡買料理用的滷包等帖方。

「就想說要圓爸爸的夢，不然我上班做得好好的還有週休二日，為什麼要回來啦！」問起黃晴汝小姐七、八年前突然「被」爸爸變成中藥行老闆的感想，她直率地回答。

黃老闆的父親 15 歲就開始接觸中藥，小時候家中開過藥舖，三民區的店面樓上便是一家子生活的空間，她在熊掌旁寫作業、虎皮邊打盹，「從小就跟藥材睡在一起了，不認得它們也難。」雖然父親後來轉作批發，但還是夢想著一間自己的中藥房，遂頂下朋友這間在橋仔頭糖廠附近的店。瑞生堂的前經營者已經深耕五十幾年，父親除了想傳承他心目中的中藥精神，或許也是不捨一間老店可能隨著老老闆仙逝而傾頹吧。

我的時間、社區的時間

中藥知識方面自是熟稔，但當地人文、客戶經營，人情斡旋，只能跟老員工學習。老闆說得輕鬆，但我翻看藥房的 Google 評論時，見著一句「可惜不是原本的人經營」，想來她應該也經歷不少沒說出口的掙扎，才成功融入在地的時間。

「比方說早上人比較少，外來客比較多；現在下午 1、2 點大家都在睡午覺；3 點之後橋頭老街會有黃昏市場，所以人潮就會出現。」社區居民的作息與信仰、時節息息相關。「我們這邊很明顯喔，初一十五的時候人明顯變多，對面水果攤也會特別多人，我一開始來的時候都不知道。」添購完拜拜用的雞鴨魚肉，就順便來買料理用的滷包，薑母鴨、燒酒雞、四物都頗暢銷。過年與端午香料則賣得特別好，此時經過街巷，就能夠聞到香腸與肉粽的香氣。

除了口耳相傳的藥方，老一輩居民也會求問當地兩大信仰中心神農大帝（帝仙宮）與媽祖（鳳橋宮）健康問題。黃老闆細心觀察到，有些不相信西藥、討厭看醫生、或者是跟家裡面溝通有狀況的長輩，會自我診斷後跑來抓藥；「但我現在都會跟他們說先去看醫生。老人家會一直很焦慮、『就覺得要吃個什麼藥』的心情可以理解，那我就簡單賣給他一點藥廠配好的茶之類的，也會安慰他們說『我也都沒睡好啊』。」

3｜黃晴汝「被」爸爸變成中藥行老闆後，設計起中藥材的體驗課程，開拓新客群外也傳承知識。

4、5｜店內留有許多古老的藥材、器具，小時候也曾在藥材堆裡長大的黃晴汝對此自然不陌生。

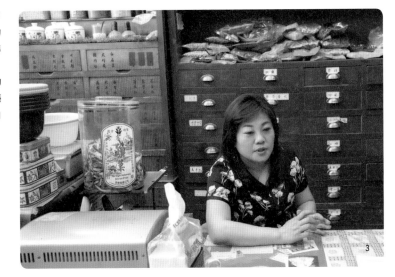

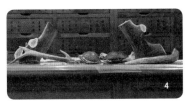

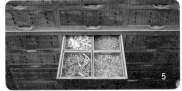

從體驗活動中找到突破

「一開始的時候，就像是現在，沒什麼人的下午。我想著滿多客人也都是老人家了，覺得不能這樣坐等，應該要主動做些什麼。」

黃老闆一起身，拓展客群的機會很快出現；有個常客專職規劃兒童見學活動，主動詢問她能不能提供相關體驗。「我原本有在幼兒園兼課，所以研究、設計了一些從幼兒園到國小二年級適用的教案。」主軸聚焦認識藥材與基礎應用，讓大家知道「這也是中藥的一部分」。因為每年會更新內容，所以家長可以重複帶小孩來玩，「甚至有遇過媽媽生了三個小孩，大中小都參加過。」

家長分享力量大，體驗場次越辦越多，最高紀錄一場來了百名小朋友，頗考驗控場能力。一段時間後，開始有學校與黃老闆聯絡；後來連學員年齡層也擴展了，視障協會、婦女協會等長輩也來玩，必須針對不同的客群與課程目的調整活動內容。例如視障協會請黃老闆設計了 8 到 12 週的課程，希望學員回去後可以簡單照顧自己的身體、過得更養生，「我就必須為他們挑選觸感或香味特別的藥材。他們每個禮拜都風塵僕僕地來，我很感佩他們的熱血。」面向兒童時，則提供有遊戲感、使用材料簡單可食的手作活動，「比方說製作痱子粉、沐浴球、藥材包、或療癒系小玩具，小朋友帶回家之後可以跟家長說『這是中藥做的喔』。」

時刻都在思考中藥結合日常的可能性

體驗課程因為新冠疫情中斷了一陣子，但去年底疫情稍見紓緩，就馬上收到雪片般的訊息。「我正在測試新教案，」黃老闆表示，她時時刻刻都在發想可以與中藥結合的日常物件；「短期內真的是光這塊就有得忙了。」

用輕鬆有趣的新方式推廣中藥的，還有在三民區開飲料店的堂妹。「她爸爸也希望她可以傳承中藥相關的行業，但考慮到已經有個同輩在開藥舖，不可能大家都做一樣的事，所以她就決定要做草本飲料。」兩人將傳統融入／溶入當代流行的生活型態，分進合擊，尋求更多合作推廣的可能；黃老闆超展開的中藥夢，並不孤單。

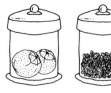

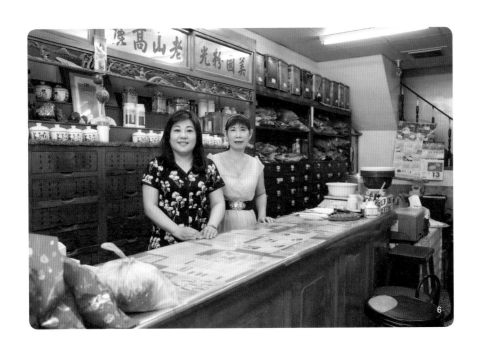

6 | 中藥材體驗課程雖然曾因疫情中斷,但近期黃晴汝又再收到許多詢問開課的訊息,每天都忙著嘗試新的教案。

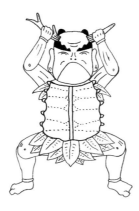

藥房小檔案　　PROFILE

為了圓父親的夢,誤打誤撞接掌中藥店的黃老闆,在對地方的觀察中,摸索出體驗活動這種與眾不同的中藥推廣之路。如今,發想能與中藥結合的日常物件、根據不同年齡層設計教案,已經成為中藥房的新日常。

瑞生堂藥房
地址│高雄市橋頭區仕隆路 46 號
電話│(07) 611-5566　營業時間│8:00-18:00,每週日休息。

厚植信任感，
是文青轉型的浪漫

撰文◎謝沛瑩、攝影◎盧昱瑞

MERCHANT

厚安中藥房

不料甫接下生意便碰上新冠疫情巔峰，「整條街都暗暗的，只有全家跟7-11點著燈。」發著光的便利商店反成天啟，他們決定從社群與網購平台切入。

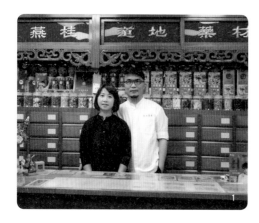

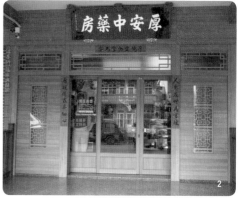

從大門便可以看出年輕老闆開拓新局的努力：透天厝的鐵捲門蓋上古典木屏風，營業空間也打造成明亮的木質調，保留中藥店的傳統氣息，又有種文青質地。「公會年輕理事說，中藥房要有中藥房的樣子，太像民宅的話，會讓新客人不好意思走進來。」一年半前，張景智夫妻調查親友鄰舍喜好，一筆一畫設計出門面，定調轉型的開始。「但我爸氣炸了，光是門口就鬧了好一陣家庭革命呢，」張老闆苦笑，「最嚴重時像是電視上演的一樣，一整年都沒有講話。」

從市場攤位，到網購平台

家人都理解，父親無非是當年苦過來，捨不得兒子媳婦放著好好的補教業工作，回到這個夕陽產業；既然接了，湊合著做便是，不要再砸一筆大錢裝修。否則他也不會在重新掛匾時，鬧瞥扭不出現，卻偷偷把時辰跟步驟寫給媳婦。

老家在左營舊城的張景智，兒時記憶圍繞著古厝、農田，及父親在埤仔頭市場租賃的攤位。早期經濟拮据，童年就在集市與農事中度過，「常常放學就睡在市場走道；如果回家發現門口有蓮子就頭痛，因為剝蓮子很累。」為了省錢，父親自己炮製藥材，連器材都自製，「我在同業那邊看到烘蔘器具時，才發現不是每個人都用吹風機加便當盒。」

約 26 年前全家搬來大社，藥攤升級成藥房。這期間父親早年習得的風水技能越來越順風順水，頗有斜槓轉正之姿；近年消費型態跟醫療法規改變，衝擊傳統中藥產業，他更想立地退休轉職風水師。張老闆跟太太為了有更多時間陪伴小孩，決定順勢繼承家業。「有趣的是，我接下爸爸的店的年紀跟他開店的年紀一樣，都是 41 歲。」

不料甫接下生意便碰上新冠疫情巔峰，「整條街都暗暗的，只有全家跟 7-11 點著燈。」發著光的便利商店反成天啟，他們決定從社群與網購平台切入。每週五在

1｜張景智夫妻離開原本補教業工作，接下從小相伴成長的厚安中藥房。
2｜重新裝修店面時曾與爸爸吵了一架，但掛上匾額那天，爸爸仍偷偷把時辰與步驟交給媳婦。

臉書粉絲專頁發一篇文長到不符成本的中藥「小」知識，就算再忙也堅持不停更；雖也懷疑過根本沒人看，「但沒想到有次遲發文，竟然有人問起，讓我們倍受鼓舞。」兩人也從附近的團購麵包車得到靈感，開展藥膳外送服務，高雄市區跑透透，甚至把客人想看的藥材都帶著走，耐心解釋藥材的品質如何反映在價格上。夫妻統計顧客層，七成是新客，以小家庭、女性、義守大學學生為主，「很多都是從沒來過中藥房的人。」

以文字交心，讓顧客安心

張老闆認為，「信任感」是中藥舖存在的基礎，過去經濟匱乏，但人們願意把身體交託給市場上的中藥攤；現代人與人之間比較講求個人界線，信任感也就少了。不管是寫臉書長文、或者盡力提供有檢驗溯源的「安心藥材」，都是為了建立信賴。「我們無法找來在其他藥舖根深柢固買中藥的客人，所以只能開拓『不走進中藥店』的藍海；希望用三年、五年，培養信任感，經營出永久的老客戶。」

目前店內主打是一年半來陸續研發的茶包與藥膳，先請父親照古方配一次，再針對現代人喜歡的口味做調整。「另外這個『蚊清包』也賣很好。」張老闆遞來一個做工細緻的小布包。一開始是兒子班上訂製，結果家長口耳相傳，「一個月賣了一千多包，包到手軟，完全沒有利潤；我只好提升質感以合理拉高價格，就搭配這個手作布包。」等等，手作布包哪會有利潤？「因為是岳母手作。」張老闆有點不好意思地指指太太，「她們家是專業裁縫，我想說她媽媽有這個專長，就凹一下啊。」據說岳母每次都一邊抱怨下次絕不做那麼多，一面用堪比機器的速度穿針引線；「即便如此，她還是很怕接到我太太的電話就是了。」

而各種取名極具創意、包裝雅緻的商品，不啻為另一種「文青包」。「我喜歡植物、藥名，我喜歡這些有故事的東西。說起來，我可能比我爸更喜歡中藥。」中文系出身的張老闆，講起這句話時，還真有一種文藝青年的豪情浪漫。

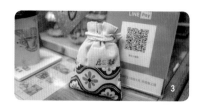

3

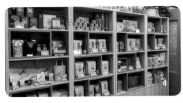

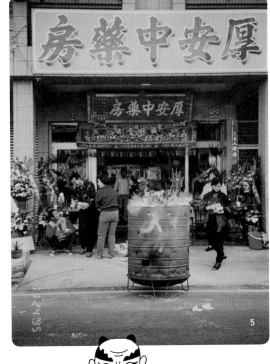

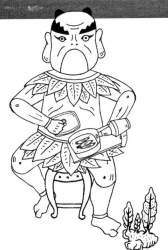

3｜店裡一款「蚊清包」原本只是替兒子班
上訂製，現成了熱門商品。

4｜中文系出生的張老闆自陳自己可能比爸
爸更喜歡中藥，將許多植物與藥名的故事融
入新產品開發中。

5｜約 26 年前，全家搬遷落腳高雄大社，原
本的小藥攤才正式升級為藥房。

藥房小檔案　　PROFILE

為了繼承家業差點鬧家庭革命的張老
闆，努力朝年輕化、文青感、網路平台
轉型經營，主打符合現代人口味的茶包
與藥膳，以開拓平常不進中藥房的客群。
以「信任感」定調核心精神，經營社群、
親送藥膳，與每個客戶交心。

厚安中藥房
地址｜高雄市大社區大社路 38 號
電話｜0928-559-600　營業時間｜11:00-19:00，
每週六、日休息。

由媳婦接棒掌店，暖心代客細火慢煎

撰文◎蘇福男、攝影◎李阿明

MERCHANT

茂陞中藥行

陳倩馨在台東唸書，經由親戚介紹認識現在的先生，兩人訂婚後，公公有心栽培她學中藥，陳倩馨就跟在公公身旁研學中藥，累積實務經驗，並上課修習學分。

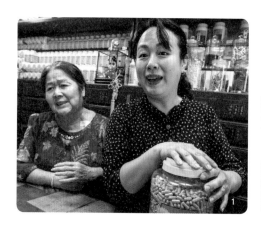

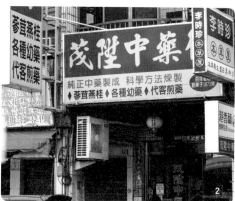

華燈初上，昔日「三山歸一坑」南來北往的交通要道楠仔坑菜市仔，攤販早已收攤走人，菜市仔對面的茂陞中藥行卻燈火通明、人聲雜沓，剛下班的上班族陸續上門報到。「老闆，我的藥煎好了嗎？」、「老闆，我那個燉補好了齁？」客人不約而同魚貫上門，老闆陳倩馨手腳俐落地將客人的煎藥、燉品包裝妥當，迅速交到客人手上，同時暖心問候身體近況，叮嚀藥品保存方式後微笑送客，客人小心翼翼拎著提袋、帶著一臉的安心滿意離去。

代煎一帖水藥至少要兩個鐘頭，但只收費 150 元

已有百年歷史的楠仔坑菜市仔，周遭至少有八家中藥房，和茂陞一樣都是經營幾十年的老藥房，但只有茂陞是女老闆經營，而且有提供代煎水藥服務。「男、女老闆的最大差異在於，女人當家比較細心、貼心，像茂陞有提供代煎、代燉服務，代煎一帖水藥至少要兩個鐘頭以上，只收費

150 元，多帖價錢還有優惠，實在是賺不了錢，純粹是給客人一個方便而已。」原本學會計的陳倩馨，四年前正式從公公黃錦昭手中接下藥房，除了繼續提供老顧客的需求服務外，還想方設法創新經營模式，讓有 45 年歷史的茂陞中藥行，能在現實的環境中繼續生存下去。

3 月的一個午後，採訪團隊造訪茂陞中藥行，陳倩馨特地安排婆婆黃林秀麗和同名「秀麗」的姑姑受訪。黃林秀麗回憶說，丈夫是高雄大社區嘉誠村柑仔巷人，小時候生了一場大病，國小畢業後，父親問他是要學功夫還是在家務農？丈夫選擇學功夫，於是 13 歲就到楠梓一家中藥房當學徒，「中藥房就在姊姊家隔壁，姊姊看他是古意人，做事很有責任感，就把我從台北叫回來相親。」兩人 16 歲認識就結婚。

「我們早婚啦，他走了幾年，我到現在還在思念……」憶及夫妻當年胼手胝足為生活打拚，黃林秀麗語氣中盡是不捨，「我

---

1 ｜ 楠仔坑菜市場周遭至少有八家中藥房，但其中只有茂陞是由女老闆經營。

2 ｜ 位處楠梓區的交通要道，茂陞中藥行就開在熱鬧的菜市場對面。

和大嫂很有緣分，兩人名字都叫『秀麗』，大嫂不但人長得漂亮，也是勤儉持家的賢妻良母，哥哥真是好福氣。」秀麗姑姑不禁誇讚起大嫂來，短短幾句訪談，夫妻的鶼鰈情深和姑嫂倆的好交情，令人印象深刻。

老頭家持仁心創店，媳婦接下傳承重任

茂陞中藥行民國 67 年開業，老頭家黃錦昭生性節儉，助人卻十分慷慨，有感於自己也是出身窮困人家，對於生活困苦的病患格外關照，甚至藥費分文未取，並為飽受病痛折磨的患者免費針灸，「公公有一帖『轉大人』的轉骨祖傳祕方，客人口耳相傳，許多人都吃了兩代！」陳倩馨說，公公寧願花較高成本採購高品質藥材，也不願低價買進劣質藥材賣給客人，「經營中藥房是一種良心事業，藥材是要吃進肚子裡，而且是要治病，必須要有職業道德！」

娘家在桃園楊梅的陳倩馨，雖然專長是會計，但從小和中藥很有緣分。「阿公日治時期就讀日本大學中醫系，雖然日後並未從事中醫藥相關行業，但阿公懂得以中藥為家人補身，我小時候就經常跟著阿公上藥舖去抓藥，因此對中藥不排斥、也喜歡吃。」陳倩馨在台

東唸書，經由親戚介紹認識現在的先生，兩人訂婚後，公公有心栽培她學中藥，陳倩馨就跟在公公身旁研學中藥，累積實務經驗，並上課修習學分。民國 109 年公公意外辭世，陳倩馨一肩扛下老藥房的傳承重任。

陳倩馨表示，楠仔坑早在清朝就是岡山、旗山、鳳山「三山」的交通節點，在省道、高速公路建設未發達之前，燕巢深水、鳳山厝一帶居民都是到楠仔坑菜市仔採買日常生活所需，中藥房經常大排長龍、門庭若市。公公每天一大早 6 點 40 分開店營業，往往要忙到深夜 10 點半才能打烊，等一切整理妥當，都已午夜時分才得以休息。但道路拓寬、交通更便利後，楠仔坑人潮卻日愈減少，「現在晚上倒完垃圾，整條楠梓路人車稀稀落落，我們經常是最後一間打烊的店家！」

養生藥膳需求增加，老店以細火熬出生機

除了地理位置優勢不再，中藥房面臨醫藥法令的重重束綁限制，經營環境也日愈艱鉅。陳倩馨十幾年前就有朝養生藥膳發展的想法，疫情這幾年下來，養生藥膳的需求明顯增加，減肥消脂、潤喉的茶包銷路也不錯，

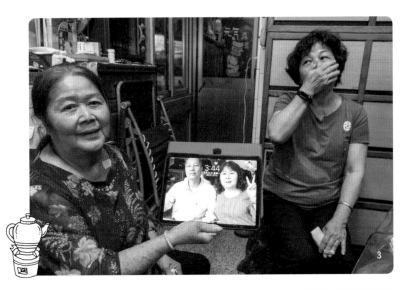

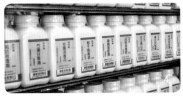

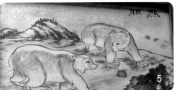

3｜談起早逝的老老闆黃錦昭，妻子黃秀麗至今仍相當不捨，一旁名字相同的小姑「秀麗」也讚賞兄嫂感情十分好。

4｜面臨醫法的限制，現今中藥行經營已相當不易，朝養生藥膳發展是勢必的趨勢，另也提供產婦坐月子喝的仙化湯等產品。

5｜茂陵中藥行已有 45 年歷史，店內留有精緻古樸的畫作。

產婦坐月子要喝仙化湯、燉補品補身子，上班族想吃藥帖但沒空煎藥，茂陞就提供代煎藥服務。

「大火煮滾後，還要小火慢熬至少兩個鐘頭，藥材要慢慢熬，才能煮出藥性和味道」，陳倩馨邊說代煎藥材的流程，邊從透明玻璃罐隨手抓把膠囊：「這種解毒膠囊一次吃六粒、顧肝皮膚也會變漂亮。」她接連抓了三把，每次手掌一打開，六粒紅白相間的膠囊就出現在包藥紙上，精準的手抓藥就像魔術表演般，令人看得瞠目結舌、嘖嘖稱奇！

對於藥房的未來，陳倩馨始終抱持「順其自然」的心態，她說，「兒女如果對經營中藥房沒興趣，絕不會勉強他們一定要接手家業，可能就到我們這一代畫下句點。」面對瞬息萬變的經營環境，茂陞以細火慢熬的方式，在傳統老藥房轉型之路上尋覓一線生存生機。

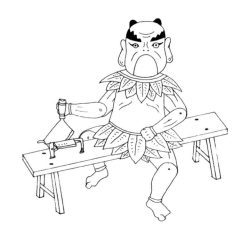

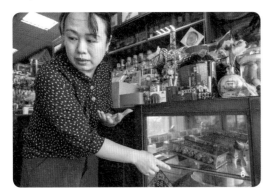

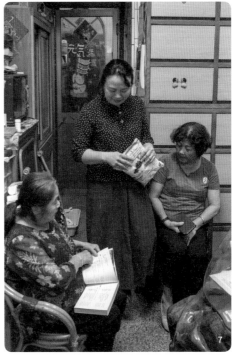

藥房小檔案　　PROFILE

藥行位於百年歷史的楠仔坑菜市仔對
面、楠梓路上，由老頭家黃錦昭創店，
目前由媳婦陳倩馨接手經營，「轉大人」
轉骨方祖傳祕方，客人口耳相傳，許多
人都吃了兩代，藥行並提供代煎水藥、
代燉補品服務。

茂陞中藥行
地址│高雄市楠梓區楠梓路 123 號
電話│(07) 351-2248　營業時間│8:00-20:00，
不定休。

6 │ 現任老闆陳倩馨原本專長會計，但從小就與中藥有
緣，結婚後便接手公公的中藥房。
7 │ 採訪當天，陳老闆特地邀請婆婆黃林秀麗和同名為
「秀麗」的姑姑一同受訪。

三十年三代人的堅持

撰文◎陶依玟、攝影◎李阿明

MERCHANT

順和堂中藥行

曾品元說，順天時、治中和，這就是中藥精神，也是他的中心思想，雖然一直在逆境中生存，但只要他熱誠不滅，順和堂中藥行的店門就會是開著的。

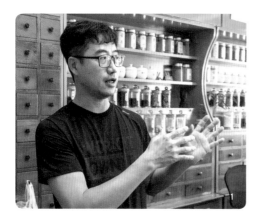

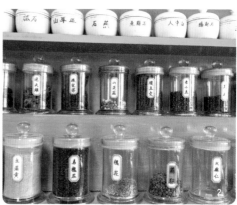

「這張許可執照花了 30 年才得到」，順和堂第三代當家曾品元看著牆壁上那張「販賣業藥商許可執照」，悠悠地說著曾家這 30 年磨一紙合法許可的故事。乍聽之下，頗感辛酸，中藥行求個合法販售而已，簡直要難如上青天了，但是細忖，這也正代表著曾家三代人，30 年來，對中藥行業不離不棄的堅守精神。

歷經三代，終順利取得販賣業藥商許可執照

順和堂至今已歷經三代，追溯起來，第一代是接骨所，隨著時代洪流，被冠上不合法之名；到了第二代，曾品元父親將店舖改名寶安堂，也希望恪遵政府法規合法販售藥材，但礙於種種因素，始終無法順遂拿到那張許可執照。父親未竟之心願，到了第三代曾品元，持續努力。他本身擁有科技大學學歷，更積極參與 105 年中藥商業同業公會全國聯合會和義守大學排除萬難舉辦的中藥從業人員南區培訓班，順利完成取得結業證書，也正式取得「販賣業藥商許可執照」。三代人 30 年的努力和堅持，就是要為自家中藥行掙個合法販售的門牌。

說起中藥行業式微這個話題，牽涉到政府的管理、醫藥的演進、健保制度的實施、中藥汙名化等等，大概三天三夜也講不完。光是聽著，就覺得一路走來還沒放棄的中藥行，絕對值得豎起大拇指稱讚。問起曾品元，許可執照卡關時，你們家都沒想過乾脆放棄，把店關起來另謀生計嗎？

他毫不思索地說，沒有欸，就覺得有責任要把中藥行傳下去；父親沒有強迫他，但是他就是有那股熱情，遇到問題就想辦法解決問題。像中藥行以前的主力銷售，就是抓藥，舉凡民間驗方、偏方和其他老中醫開的方子等等。現在抓藥的客源少了，他就努力開發藥食同源的藥膳包，滿足現代人養生調理需求，開闢新客源。其實這 30 年來，曾家每一代都在轉型，都在為中藥行的生存努力。

1｜順和堂歷經 30 年努力，至第三代曾品元才終取得販賣業藥商許可執照。
2｜雖然開發了許多藥膳包等創新商品，但走入店內，右手邊仍整齊地陳列著各式傳統藥材。

以設計過的「輕」、「神」系列養生茶包，開拓年輕市場

「天不轉就人轉嘛」，曾品元談起他的藥膳包，眼中有光芒。店內冷藏櫃內擺放的藥膳包有當歸四神藥膳、枸尾草藥膳、金蟲草藥膳、人蔘雞藥膳、當歸藥膳、燉排骨藥膳、薑母鴨藥膳、燒酒藥膳等近二十款，這些藥膳包都是曾品元小量客製化的熱銷明星產品。他說，這要依經驗判斷，哪些產品會有市場，不然一堆的藥膳包擺在冷藏櫃賣不出去也是「了然」。

年輕人接手中藥行，就有股屬於年輕人的創意靈魂，曾品元從店舖的布置到產品包裝設計，處處見巧思。目前敞朗的店面，一半是傳統中藥，一半是藥膳包；很明確的空間區隔，這讓客人進店很自然地就分流，去選擇他們的所需。曾品元身為老闆，也是站櫃一整天，很好奇，中藥行是自家開的，坐著不是比較不累？曾品元笑笑說，站著客人比較能看到我啊，不會以為店裡沒人就跑掉。其實，站櫃就是曾品元隨時服務客人的掌櫃精神。因應現代人文明病，曾品元設計系列「輕」、「神」養生茶包，看包裝就一目了然；「輕」就是消脂塑身，「神」就是安神好眠，

還有特製滷包。曾品元和老婆也會不定期參加文創小市集，用自家的滷包熬煮滷蛋，與藥膳包、養生包一起推廣行銷。

「四氣精華寄藥草、五味調和一盅湯」

順和堂中藥行還有個神奇的地方，就是在中藥櫃上近百個抽屜，完全沒有貼藥材名，那要怎麼抓藥？怎麼知道藥材排序？曾品元回答得輕鬆愉快，「憑經驗啊。」他同時也認真說明，各家中藥行的藥材藥櫃，每家有每家的擺放方式；有的是照四氣五味的中藥藥性、有的是依發燒、咳嗽、皮膚癢等等病症。曾品元的中藥底是自學，從小在家跟著長輩做這做那，耳濡目染，也有興趣。他自許為藥草郎，「四氣精華寄藥草、五味調和一盅湯」是他名片上的設計，他非常語重心長地說，真的不想讓中藥這種好東西就這樣不見了。

順和堂中藥行牆上掛著一幅醒目的「順天時、治中和」書法筆墨，是日本緣筆書法家的真跡。曾品元說，順天時、治中和，這就是中藥精神，也是他的中心思想，雖然一直在逆境中生存，但只要他熱誠不滅，順和堂中藥行的店門就會是開著的。

藥房小檔案　PROFILE

店面敞朗創意革新，一半是傳統藥材，一半是自行研發的養生藥膳包，讓顧客們一進店裡可自動分流，找到所需。當歸四神藥膳、枸尾草藥膳、金蟲草藥膳、人參雞藥膳、當歸藥膳、燉排骨藥膳、薑母鴨藥膳等近二十款養生藥膳包，皆是因應現代人調理養生客製化產品。

順和堂中藥行
地址｜高雄市仁武區八德西路 1807 號
電話｜(07) 374-6569　營業時間｜9:00-21:00，每週六、日休息。

3-5｜因應現代人文明病與消費習慣，曾品元設計了一系列「清」、「神」養生茶包及藥膳包，也會不定期參加文創市集，推廣中藥材輕鬆進入生活。

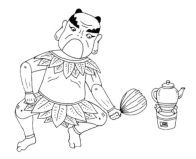

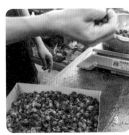

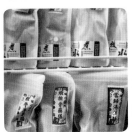

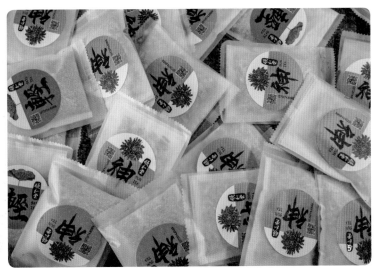

撰文◎陶依玟、攝影◎盧昱瑞

堅持手切、古法炮製的護鄉御守

MERCHANT

奇安藥行

說他傻嗎？顏順正說，他也知道機器可以省很多力氣，但是屬於中藥的這種技術活，不堅持就會失傳……

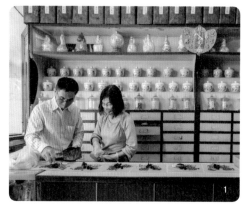
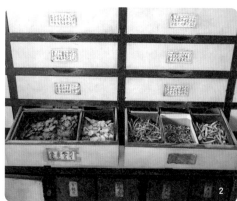

在機器取代人力的時代，奇安藥行卻不畏成本、不辭辛勞，依然堅持藥材要手切且遵循古法炮製，但是價錢卻沒有比別人貴。顏家的中藥行，兩代老闆都非常仁心，如同護鄉御守般地在當地廣受愛戴。

奇安藥行現任當家顏順正，有五個姊姊一個弟弟，他算是家中的長男，從小就有要跟著父親學中藥的意願。當旁人讚嘆他，小小年紀就目標明確、立志繼承衣缽，他則笑笑說，沒這麼偉大，只是順其自然，但旁人可以明顯感受到他的那份「孝心」。他會想要跟在父親身邊學中藥，是希望能為父親分憂解勞，因為看著父親做這中藥這行，非常辛苦，就想著要多幫忙，讓父親少辛苦一點。

營業 17 個小時，就怕附近里民求助無門

奇安藥行的老頭家顏奇三，民國 22 年出生在澎湖，早年到台北中藥行當學徒，後來移居到高雄落腳。據子女和鄰里形容，顏奇三就是個活菩薩，附近的居民家中有人生病，不是先去看醫生，而是來找顏先生，問問有什麼藥方可以救急。顏奇三甚至還會親自到病家探視病人，再依症況提供建議。他勤懇地關懷鄉親和病患，口碑傳千里，幾乎成了附近居民的抓藥家醫，很多都是從小看到大的忠實顧客。

「讓你猜猜，我們以前的營業時間是多長？」朝九晚五？朝八晚八？都不是，老頭家開店時間是早上 5 點到晚上 10 點，整整 17 個小時。顏奇三天亮起床就開店，因為覺得自己既然已經起床了，人家如果有什麼需要，可以立刻進門，不會吃閉門羹，不會求助無門。顏奇三希望讓那些必須趕早班、做生意、晨起運動的民眾，如果身體有什麼狀況，都能有個中藥行可以求助、抓藥。而那些習慣去早市買菜的婦女，也能有個營業時間比較早的中藥行可以抓些紅棗、枸杞、人蔘等藥膳材料。後來顏奇三年紀大了，家人實在不忍老先生這麼勞累，好說歹說，他才終於願意早起後先自己看會兒書報，做些其他活動，等到上午 8 點再對外營業，提供鄉親服務。

---

1 ｜奇安藥行現任當家顏順正為家中長男，從小便有意跟著父親學習中藥。

2 ｜奇安藥行堅持遵循古法炮製藥材，相當受當地愛戴。

長者仁心以筆見證時代，後輩亦用心傳承

雖然家人總是督促顏奇三多休息，但是他閒不下來，不是在藥行櫃台，就是在藥行的書桌上寫毛筆字。顏順正拿出好幾本顏奇三的手寫書冊，那工整的筆墨，彷彿讓人看見一位仁心長者，伏案疾書，要把他一生所學所知、所見所聞統統紀錄下來，這些書冊也代表著顏奇三見證過的時代。內容有記錄研習中藥經歷的《人生之道》，有描寫家鄉澎湖的《西瀛古蹟》，有傳授養生的《八段錦健身操》，也有關於台灣人文風情的《台灣民間傳奇》與《中都部落百年史》。還有一本屬於他和夫人老派浪漫愛情的《碧桃與我》。

顏順正當完兵後，就回家幫忙。他接了父親的中藥行，也承傳了為民服務精神，而且因應時代環境變遷，也會不時提供改善意見。譬如，傳統曬藥材，都是把藥材直接擺放在地面上享受日光浴，他會建議父親，藥材放在地上容易受汙染，所以他們顏家是以架高的方式曬藥材。他們全心全意為藥材品質把關。

即便費工費時，仍要堅持古法

現在經營中藥行，不僅客人少了，利潤也大不如前，但是顏順正和妻子，依然堅持古法炮製藥材。例如當歸，幾乎都已經是使用機器切片了，但顏順正還是不靠機器靠自己，親力親為。他用那台父親顏奇三自己設計、找木工量身訂製的工作台，一刀一刀地切，濃厚的當歸味四溢。人家十台斤的當歸，用機器大概 20 分鐘搞定，他手切要花上一個多小時才能完成。

說他傻嗎？顏順正說，他也知道機器可以省很多力氣，但是屬於中藥的這種技術活，不堅持就會失傳，而且客人拿到的，會是香氣保持完整的原味當歸。還有顏家的熟地，依舊依循著九蒸九曬古法炮製，工法雖然繁複，但他從父親處習得，也要傳給他的下一代。這些中藥的知識和眉眉角角，都是顏家藥行的經驗傳承，萬不可廢。

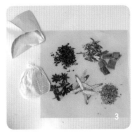

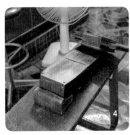

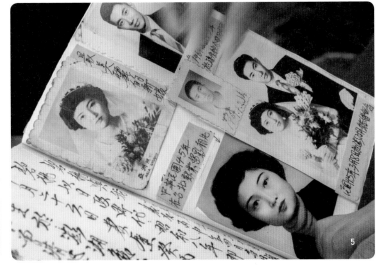

3 | 店內也有一帖自家調配的特製滷包。

4 | 中藥行至今仍使用父親顏奇三自己設計、找木工量身訂做的切片工作台，一片一片手切當歸等藥材。

5 | 老老闆顏奇三退休後仍閒不下來，經常在桌前寫毛筆字，書冊中還包含一本與夫人的老派愛情故事。

藥房小檔案　**PROFILE**

奇安藥行幾乎全年無休，每週只關店半天，為的就是讓鄉親和顧客們在有需要的時候不致於「求藥無門」。兩代承傳，即使工序工法繁複，必須花費機器代工好幾倍的時間和體力，依然堅持古法，以人工的細膩和情感，將最原味的藥材交到顧客手中。

奇安藥行

地址｜高雄市三民區中原街 140 號

電話｜(07) 312-6451　營業時間｜8:00-20:30，每週日午後休息。

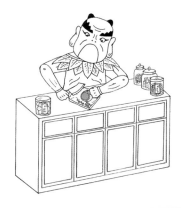

▉ 鳳山

用香料
為老藥舖畫斜槓

MERCHANT

順昌中藥行

盧俊欽將自己定義為「藥舖裡的說香人」，到處說香之外，不忘自己是藥舖出身的孩子，以老藥舖特有的搭配邏輯重新再詮釋，還不斷地畫斜槓……

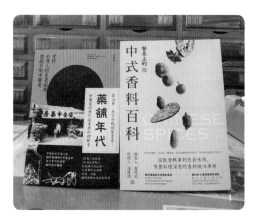

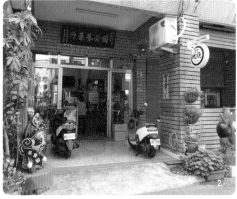

「放在藥櫃裡的是藥材，轉身拿進廚房變香料。」這是順昌中藥行第三代「盧老三」──盧俊欽最常掛在嘴邊的話。

西元 1936 年盧俊欽的阿公在鳳山新城內關帝廟附近，開了漢藥店──「順安中藥房」。這一年正是民國 25 年，昭和 11 年，從日治時期至今過了 87 個寒暑。後來都市更新，道路拓寬，原來的老藥舖被拆除，民國 74 年「順安中藥房」才從城內中山路的巷子搬到已拆除的南門城外，改名為「順昌中藥行」，自此，盧俊欽的父親才真正有了自己的藥舖。早期中藥店多是世襲，父傳子，子傳孫。大哥盧俊雄因為排行老大的關係，退伍之後就「被迫」回家接棒。藥舖的接班，一般是為了傳承與保留。

不過，也因為時代的變遷和政策的限制，想要延續藥舖的香火，變得比其它行業更加艱難。盧老三開玩笑地說，要在老藥舖百周年的時候，辦一個「熄燈趴」，大哥卻說，他不想 70 幾歲了還守在一家店裡。一輩子守住一家店，真的太累了。

「人到了過奈何橋前的那碗『孟婆湯』都還是中藥哩。」

兄弟姊妹們從小在藥舖裡幫忙處理藥材，要洗、要切、要曬，沒有機器的年代，步步是工。大哥盧俊雄說，其實小孩子大部分的時間還是以讀書為主，藥舖裡的事大人做的比較多。整天泡在藥材的氣味裡，小孩嘴饞的時候就打開抽屜，有時偷吃甘草，有時偷咬肉桂，嘴巴裡面甘甘的味道，至今難忘。但說到幫忙，幫爸爸剝鵪鶉蛋是兄妹共同的夢魘。由於搬家之前，藥舖當家的是阿公，爸爸是領阿公薪水的，算是阿公的員工，但結婚以後要養小孩，收入不夠，需要經營自己的副業來賺錢補貼家用。盧家爸爸不僅做過裝潢社，還有鵪鶉蛋的批發，鳥蛋要先煮熟，剝殼後拿到市場賣。逢年過節幾萬顆的鵪鶉蛋，感覺永無止境的剝蛋殼，至今看到鵪鶉蛋就怕。

人的一生離不開中藥舖。現在的生活當中，很難找到一種行業，能像中藥舖一樣包辦生、老、病、死。生產完七帖生化湯、小產三帖生化湯、老時的養生藥膳、病後

1｜順昌中藥行第三代的老三盧俊欽將中藥轉化為「香料」敘事，更寫書記述老店故事。

2｜民國 25 年即開業的順昌中藥行原名「順安」，歷經鳳山都市更新，於民國 74 年才搬到現址。

的保養藥方，連死後的最後一場「畢業典禮」——做「藥懺」，都還需要一壺中藥湯。盧老三笑著說：「人到了過奈何橋前的那碗『孟婆湯』都還是中藥哩。」至於「藥懺」的藥壺裡放了什麼藥材？一般的作法是禮儀公司隨意抓個藥方，走個形式，但經歷過為父親追加做藥懺法事的「神奇經驗」後，老藥舖也為往生者特製專屬藥帖，希望「藥到病除」，讓亡者得以安息，生者得到安慰。

不只如此，就連食、衣、住、行，中藥舖也都參與其中，吃的藥膳、香料，穿的衣服染料、屋子裡的天然除蟲劑、旅行中各式各樣的應急藥品，甚至美膚美容都離不開中藥，昔日人們對於中藥舖的依賴程度，可比現代人依賴「便利超商」一般。特別是「台灣錢淹腳目」的年代，每年立冬到冬至期間要冬令進補，人們走進藥舖「拆補」(thiah-póo)，每天要賣幾百帖補藥，一大早就得先把門口的大桌板架起來，不同價錢的藥帖事先包好、擺好，讓客人來了就直接帶走。現在聽到冬令進補，大概吃個湯圓就算有進補了。於是進補從實踐的「動詞」變成了歷史的「名詞」。「現在如果要靠藥膳，中藥舖真的很快就熄燈了。」盧老三說。

換個思考角度，把藥材拿到廚房變成香料

由於現代生活習慣的改變，人們對中藥的使用依賴度降低，加上政策限縮了中藥舖的經營，中藥舖沒有了未來。「95% 的店都在等熄燈。」盧俊欽感嘆地說：「有辦法轉型的就轉型，沒辦法轉型的就等著熄燈。」老藥房走過時代轉變、世代交替，曾經是有求必應的土地公，順昌中藥行正是時代的見證者。低調樸實的藥房，置身現代都市社區裡，就像是默默的躺在藥舖櫃子裡的中藥材。猶如平行宇宙裡的緩慢時光，相對於飛快前進的數位時代，時間好像靜止了。在轉型之前，漫長的藥舖時光，只有等待。「如何不熄燈，如何轉型，必定要做一些和傳統藥舖不一樣的事。」盧老三說：「藥材千百年來都安安靜靜地躺在那裡，盡守本分，現在只是換個思考角度，把它拿到廚房變成香料，如此而已。沒有什麼高尚的目標，只是為了要讓藥舖活下去而已。」對於藥舖轉型的契機，盧俊欽雖輕輕地帶過，卻也充滿了深意。

會轉型到香料，也不是一下子就決定的。轉型的過程碰碰撞撞，一開始做過「漢方面

3 | 盧家第三代兄弟姊妹們自小就在藥舖裡長大,嘴饞時也會偷咬肉桂或甘草當零嘴。

4、5 | 將香料推廣作為轉型,以「茴香家族」、「花椒家族」等分類方式再詮釋中藥材,順昌也開發出許多適用於當代餐桌的商品。

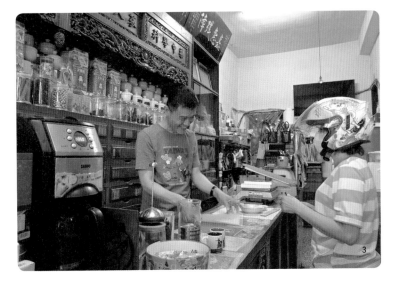

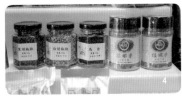
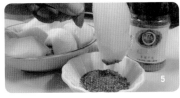

膜」,因為賣得太好,常遭到同業惡意檢舉。後來賣養生茶,有時因為對法規不熟悉,說明行銷文案會踩到線,雖然衛生局也會體諒藥舖轉型的困難,但對於想要轉型的老藥房來說,也是帶來很大的困擾。後來,因為盧老三從小在母親身旁跟進跟出,對廚房並不陌生,也因為對味道的堅持及敏感度,選擇

了做香料,香料更貼近廚房,而且比較不會碰觸到法規的問題。「經過十幾年來的跌跌撞撞才有今天,」盧老三謙虛的表示:「都還在學習。」選擇從香料著手,更貼近廚房,更接近常民,更生活化,將昔日藥材化身餐桌上的中式香料,為此還寫了一本書叫做《中式香料百科》,用藥舖的視角與廚房的需

求，幫中式香料重新分類。藥舖的香料不依醫藥使用分類，而是依香料的使用分類，如：「茴香家族」、「花椒家族」、「胡椒家族」……用大家聽得懂的語言，將中式香料重新再詮釋。

觸角伸廣一點，藥舖可以活久一點

盧俊欽將自己定義為「藥舖裡的說香人」，到處說香之外，不忘自己是藥舖出身的孩子，以老藥舖特有的搭配邏輯重新再詮釋，還不斷地畫斜槓。從多年前提供薑母鴨香料配方，隨產業西進「反攻大陸」，到餐飲學校教學；從飯店大廚香料指導，到寫書──除了餐桌上的《中式香料百科》，還寫了老藥舖的故事《藥舖年代》；從電台訪問推廣香料應用，到線上課程「職人的12堂麻辣鍋揭密」；從協助餐飲業香料開發與量產，到麻辣鍋底即食冷凍包，盧俊欽藉著推廣香料，把中藥帶入生活，將老藥舖用香料做延伸，就像是把老藥舖以前的「內單」，轉型成為「餐飲處方籤」。他常說：「講『中藥』太沉重，現在我都不講中藥，只講香料。」不僅如此，在吃出美味的同時，「說香人」同時也說香料的故事，像是肉骨茶、沙茶醬、牛肉麵所使用的香料的風土特色、人文背景、歷史故事。從香料看到旅行史，看到大時代的故事，讓香料的層次不只在味覺發生。讓香料不只是香料。

轉型之前，中藥舖由大哥盧俊雄接班，除了大哥之外，其他兄弟姊妹原本的工作都跟中藥無關。後來因著對藥舖的情感，不忍老藥舖熄燈而轉型之後，兄嫂負責顧店，守著老藥舖，除了繼續服務居民，提供生活所需藥膳食材，也提供香料的材料。三弟就是盧老三，身為「福伯本草養生屋」技術長，則負責研發和推廣，另一個弟弟負責炒香料，妹妹負責「玖食柒食堂」的麻辣鴨血、麻辣豆腐等即食冷凍包的部分。大家分工合作，因為香料，現在兄弟姊妹的工作都圍著老藥房。

從最簡單的胡椒鹽，到香氣複雜的麻辣火鍋，從藥材到香料，從藥櫃到餐桌，賦予藥舖新生命；觸角伸廣一點，藥舖可以活久一點。兄妹同心，其利斷金，老藥舖總會走出一條自己的路。

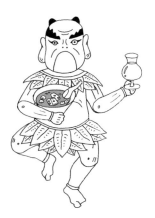

藥房小檔案　**PROFILE**

民國 25 年（日治昭和 11 年）開業至今，
走過近百年的時代變遷。從最簡單的胡
椒鹽，到香氣複雜的麻辣火鍋，從藥材
到香料，從藥櫃到餐桌，老藥舖用香料
走出一條自己的路。

順昌中藥行
地址｜高雄市鳳山區立信街 97 號
電話｜(07) 743-2455　營業時間｜9:00-21:00，
週六 9:00-17:00，每週日休息。

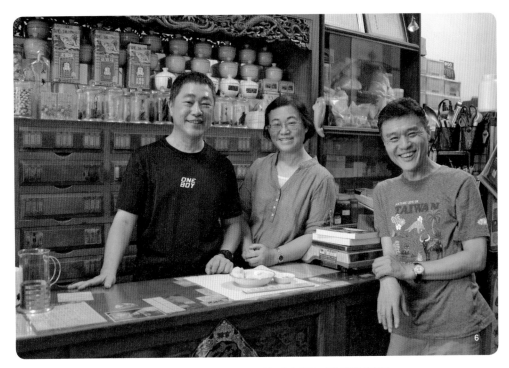

6｜轉型前中藥舖由大哥盧俊雄接班，現老三盧俊欽也加入香料研發與推廣，另個弟弟負責炒
香料、妹妹則主掌麻辣鴨血等即食冷凍包。一家人的生活再次圍繞著這家老中藥舖。

▨ 鳳山

和合因緣促成藥房與燈藝的交會

撰文◎羅莎、攝影◎鍾舜文

MERCHANT
―――――――
高昇中藥房

在百鎮花燈藝術行日夜趕工的同時，高昇中藥房的鐵門亦在日日開啟。過去所謂的「男主外，女主內」，在莊佰鎮和洪秀玲身上成了「你製燈，我顧店」……

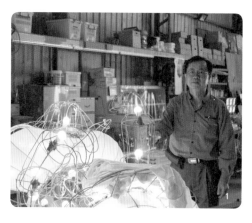

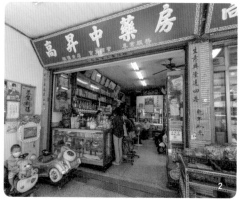

五甲，位於鳳山與前鎮交界處，是交通方便且生活機能多元的一個所在。若要溯源至最早的發展年代，大約是明鄭時期，據說當時有許多軍人被派遣至此處「屯田」，共得「一犁」之地，等同於「五甲」之地，故而得名。爾後，不少福建、漳州一帶居民渡海來此墾殖，逐漸形成一小聚落。

民國 60 年代，前鎮開啟加工出口，成為工業重鎮，緊鄰的五甲隨之蓬勃發展，人口暴增。看準了此地的發展趨勢，當時正值中年的蘇英水帶著妻小，由小琉球飄洋過海來此落腳。如今，若行經媽祖港橋進入五甲，再沿五甲三路尋得郵局旁的巷子，一路來到巷尾，便能看見佇立在三角窗的「高昇中藥房」。

「我命中就是註定要做這一行的。」

現年 62 歲的老闆莊佰鎮，算起來已是藥房的第四代——當年帶著妻小至此闖蕩的蘇英水，是他的岳父；而蘇英水的大女兒洪秀玲，則是他結縭 35 載的妻子。

被莊佰鎮稱為「老國醫」的蘇英水老先生出身東港望族，十幾個兄弟若不是開中藥房，就是當中醫師，「只要是姓蘇的，大多都是他們那一代的。」早年，蘇英水到小琉球開中藥房，在那裡「牽」了不少「師仔」，但該地畢竟市場有限，又恰逢孩子們已屆入學年齡，遂於民國 60 幾年，將小琉球的藥房留給徒弟，舉家搬遷至五甲。當時新設立的藥房，至今超過半世紀，已然是此地數一數二的老藥房了。

說起和中藥房的緣分，莊佰鎮笑稱：「我命中就是註定要做這一行的。」來自澎湖的他，民國 66 年由吉貝國中以第一名畢業，原本可以保送台南師專，但那年沒有保送，後來從馬公高中第一名畢業，應該保送高師大，卻也剛好沒有保送——學長未依規定回到澎湖服務，間接使他成為失去保送機會的犧牲品。於是莊佰鎮在當兵、退伍後，來到五甲跟著大哥學鑲牙，恰巧被前來鑲牙的岳母相中，請鄰居牽線，和妻子洪秀玲從訂婚、結婚、生子、準備考試、接手中藥房，一路攜手走到今天。

1｜莊佰鎮為了兒子的作業，誤打誤撞從中藥師斜槓成為燈藝師。
2｜高昇中藥房位於五甲，交通方便且生活機能多元。

「包生男」的傳說帖方

他們的攜手，還包含了一同驗證藥方的真偽。高昇中藥房最神奇的一帖藥，非「傳說中包生男的藥方」莫屬了。這帖藥方在民國 70 幾年由中國傳進台灣，莊佰鎮在研究後認為真實性極高，便要洪秀玲親身試驗，果然一舉連得兩位男丁，不僅打破岳父母膝下全是仙女的傳統，還促使洪秀玲的六個妹妹都兒女雙全。莊佰鎮對此侃侃而談，「其實就是調整女生身體的酸鹼值，再搭配其它注意事項。不過裡面有一味沉香要抓好一點的，如果只抓平常大約一百元的那種，那就只是吃高興的而已。」當被問起「這藥方現在是否還在販售？」時，洪秀玲不禁莞爾，「有是有，但時代變了，現在女生比較吃香啊！」

訪談過程中，莊佰鎮中氣十足，絲毫看不出前一週才從半層樓高的梯子上跌落而摔裂肋骨，「當下吸不到空氣，以為自己要死掉了，還好平時以中藥保養，再搭配氣功運氣，一口氣才又順上來。」他也藉此機會分享了自己一直以來秉持的三個觀念：一、靠中藥保養；二、心存善念；三、保持活力。

渾身是勁的莊佰鎮，似乎沒有得閒的一刻。高昇中藥房每日上午 8 點開門營業，至晚上 9 點才打烊，每週僅在星期日的午後拉下鐵門休息，卻止不住他不斷向前的動力，就連休息時間也要拉著妻子奔往中藥房外約兩公里的工廠，繼續他正在進行中的另一偉大事業。

中藥師斜槓燈藝師，與妻子攜手「你製燈，我顧店」

直至今日，還為自己無法成為老師感到些許遺憾的他，實則已是「老師的老師」，而這全是因為他隨順因緣開啟的斜槓人生——製作花燈。民國 90 年，台灣燈會第一次在高雄舉辦，他為了幫兒子完成學校作業，第一次製作花燈就誤打誤撞奪得特優，進而得到參展機會；時隔四年，他更和兒子一同在「2005台灣燈會」的花燈競賽中分別奪下社會組與國中組「燈王（特優中的特優）」。然而他並不因此自滿，而是不斷精進，漸漸從傳統走向現代，除了以電動花燈見長，還以 LED 燈條作為設計。由中藥師斜槓成為燈藝師的他，一步步走向講台，為台灣燈會的種子教師研習傾囊相授；由中藥師斜槓成為燈藝師的他，一步步邁向國際，為國內外的花燈展覽與課程奉獻心力。

在百鎮花燈藝術行日夜趕工的同時，高昇中藥房的鐵門亦在日日開啟。過去所謂的「男主外，女主內」，在莊佰鎮和洪秀玲身上成了「你製燈，我顧店」，他們仍日日攜手，為顧客的外在與內在共同守護。

藥房小檔案　　**PROFILE**

隱身在巷弄裡的高昇中藥房，在內守護鄉里健康，向外引領世界潮流——為情，老闆莊佰鎮誤打誤撞從中藥師斜槓成為燈藝師；為情，老闆娘洪秀玲日夜相守，成為莊佰鎮和中藥房背後偉大的女人。

高昇中藥行
地址｜高雄市鳳山區福德街 64 號
電話｜(07) 821-7020　營業時間｜8:00-21:00，每週日午後休息。

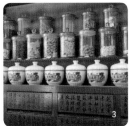

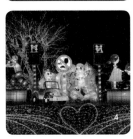

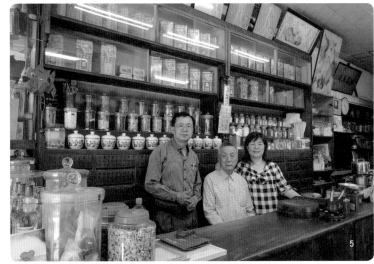

3、4｜高昇中藥房在內守護鄉里健康，百鎮花燈藝術行向外引領世界潮流。（圖 4 照片提供：莊佰鎮）

5｜莊佰鎮承接岳父蘇英水的藥房成為第四代，現與妻子洪秀玲是「你製燈，我顧店」，協力經營中藥房與燈藝工作。

■■ 大寮

陶壺炭火燒，
藥香傳家遠

撰文◎林芷琪、攝影◎李阿明

MERCHANT

重德堂蔘藥行

光允棟市場周圍 50 公尺內就有八家中藥行，競爭也大，吳石來便提供代客煎藥服務來吸引客人，是高雄第一家用炭火煎藥的中藥行，民國 60 幾年還曾上過新聞報導。

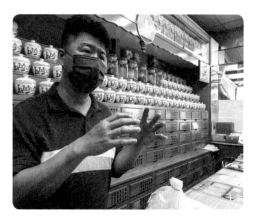

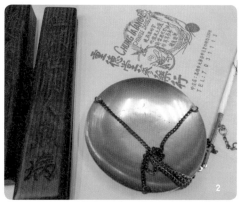

稍稍走近重德堂蔘藥行，就有一陣帶著熱氣的濃厚香味傳來，「代客煎藥」幾個醒目的大字出現後，發現這撲鼻而來的氣味，原來是從炭火烘爐上的幾支陶壺飄溢出來。吳重承從一個讓媽媽追著吃燉補的中藥行第四代，到現在自己獨立開業也有20年了。

「三支爐仔」——高雄第一家炭火煎藥的中藥行

吳重承曾經在大寮的鳳林黃昏市場附近開店四、五年，換到現在的中庄市場旁已經將近15年。前鎮的允棟市場內還有一間更早的重德堂蔘藥行，是重承的爸爸吳石來在民國52年帶著父母，從嘉義東石搬到高雄的落腳處。重承的阿公以前常說東石幾乎都是討海的，就只有他們家不是。從阿祖幫人採草藥開始，阿公開設了自己的中藥房店面，到爸爸這一代，家族裡的同輩兄弟姊妹幾乎都上台北開中藥店，爸爸本來也打算北上，剛好有嘉義同鄉邀約一起到準備成立加工出口區的高雄發展。

當時前鎮一帶聚集很多就業人口，但光允棟市場周圍50公尺內就有八家中藥行，競爭也大，吳石來便提供代客煎藥服務來吸引客人，是高雄第一家用炭火煎藥的中藥行，民國60幾年還曾上過新聞報導。

重德堂在前鎮剛開的時候，門口放了三個煎藥的陶壺，若有人問他們家的中藥行在哪？都會說去那間有三個爐子的地方，久了就被叫做「三支爐仔」。吳石來一大早5、6點就起床煎藥，讓客人在8點上班之前可以順路來拿，5點下班是另一個高峰時間，他先幫回家要煮飯還要燉補會忙不過來的客人煎煮好，讓客人經過時可以把熱騰騰的藥湯帶回家。這樣為人著想的體貼服務，讓重德堂慢慢建立起固定客群。現在吳重承自己經營的大寮店，一天裡最忙的也是與居民生活作息相應的兩個時段：一是早上10點到12點，附近的人會到菜市場採買，或買便當時順道來買藥材；二是下午4點到6點，特地來買晚上要煮的藥材，職業婦女也會下班順路過來。

1、2｜吳重承的阿祖早年在嘉義東石就以採藥草為業，阿公也開設中藥店。民國52年爸爸吳石來帶著全家搬到高雄，於前鎮允棟市場附近展開重德堂的第一家店。

自小學摺虎頭包、顧爐火、認藥材

果然中午前客人一個一個上門，買黨蔘、白胡椒粉的，還有隔壁庄的阿伯來買日常保養藥材。一帖藥有十幾種藥材，吳重承俐落地從藥櫃裡一一拿出來；每家藥房的藥櫃擺設不一樣，重德堂是以藥性安排，顧筋骨、顧肝、通血路的各自放在同一區。他拿出三種尺寸中最大張的粉色紙，用鹽炮製過的蠍子和容易散掉的紅花另外包，讓阿伯回家燉煮時方便處理，抓好的一大帖藥材全都放在紙內，邊摺邊收成個虎頭包。讀國小的時候，爸爸會抓一把藥、拿一疊紙叫他到旁邊練習，兩三次之後就熟悉了，幾十年過去，現在他包好一個的速度快到我們看不清。好奇問阿伯來抓的藥是每天都要喝嗎？阿伯呵呵兩聲說：「共腹肚做藥櫥咧！」吳重承補充這種保健藥方一個月只要喝個兩三帖就好，不用一直喝啦！

包完藥吳重承又到門口處理煎藥，重德堂一直以來堅持使用炭火，木炭燒的火先是大而猛的「武火」，再是小而緩的「文火」，更可熬煮出中藥的效力。「我們常跟客人講，外面賣的蓮藕茶，只要是傳統古法用陶鍋熬出來的，顏色會偏暗一點，用白鐵鍋煮出來的顏色就會比較淺。」使用陶壺煎藥，同樣能讓藥材的成分更被熱煮出來。一帖中藥通常煮兩次，「第一次叫藥頭，第二次叫藥渣，混合後再喝。四物一般是用三碗半的水，通血路的藥材比較多，所以第一次五碗水，第二次四碗水，不管幾碗水最後都煮成一碗。」那需要一直在旁邊顧火嗎？「不用，這就好像煮菜，煮久了，你就會知道菜放下去大概多久會熟。」煎好的藥湯吳重承會分裝在耐熱的玻璃罐中，放在火爐旁保溫，讓客人來拿的時候都還是維持溫熱的。

一貫的貼心服務同樣是傳自爸爸，但從小在中藥房長大的孩子一開始對做這行沒有興趣，「就好像家裡開自助餐的小孩子，一定很討厭吃自助餐，家裡開麵店的一定很討厭吃麵。小時候遇到冬令進補或者是季節變化的時候，我爸都會燉一些補藥，然後我們家四個兄弟就開始跑了，我媽會從晚上6、7點，一個一個抓下來吃。」轉眼間，年過半百的吳重承有自己的中藥行，爸爸退休後現在二哥接手了前鎮店，到高雄深耕生根的重德堂，今年也已邁入 60 年。

3｜父子倆都重視貼心服務，趕在上下班時間前煎好藥，方便客人順路來取。

4、5｜重德堂蔘藥行是高雄第一家以炭火煎藥的中藥行，前鎮與大寮兩家門口都擺放著標誌性的三支陶壺。（圖4：林芷琪攝）

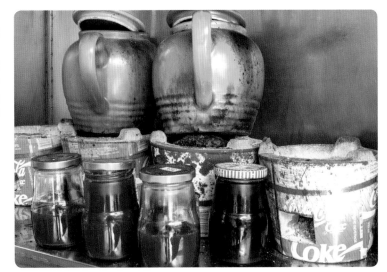

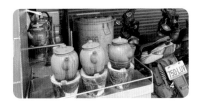

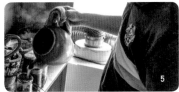

藥房小檔案　　PROFILE

高雄有兩間重德堂蔘藥行，門口都有標幟性的煎藥陶壺，吳重承的大寮店在中庄市場旁，前鎮的允棟市場內有爸爸吳石來開的一甲子老店。在重德堂只要消費一百元以上，就可以免費請店家代為煎藥，建議先電話預訂，可免久候。

重德堂蔘藥行
地址｜高雄市大寮區中庄里四維路 139 號
電話｜(07) 703-1113　營業時間｜8:00-21:00，每週日休息。

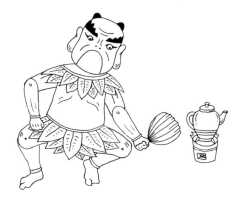

為藥材找到重新包裝與說故事的方法

《藥舖年代》

知

從抓藥師到說香人，
將知識寫到書裡

鳳山｜順昌中藥行

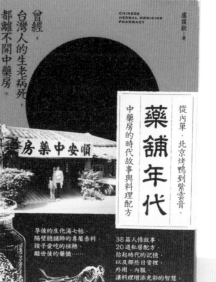

撰文◎劉怡青、攝影◎許豐凱

順昌中藥行第三代盧俊欽將中藥重新定位，轉化為廚房裡料理使用的香料，並透過寫書記錄下老藥舖裡的人情故事與配方。《藥舖年代》（麥浩斯出版）一書以 38 篇故事、20 款中式香料學與藥材一覽等內容，組合成一本豐富多元的藥舖時代簡史，以知傳承老祖宗的智慧與發掘所有創生的可能性。

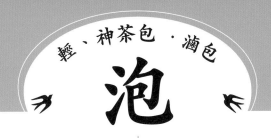

輕、神茶包・滷包

泡

打包好所有品飲、
料理與燉補的需求

仁武｜順和堂中藥行

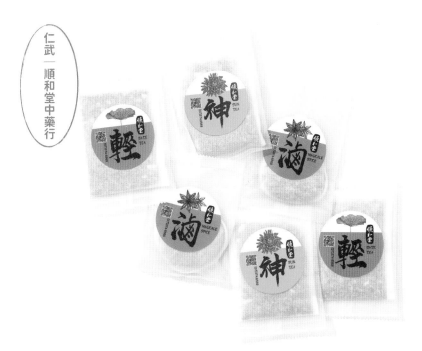

年輕一輩通常對於中藥材的各式帖方沒有概念，進到中藥房空間，面對滿櫃各式藥材與老闆詢問：「要抓什麼？」難免退卻。順和堂中藥行針對現代人重視的飲用、料理、燉補等需求，配好相應的草藥材製作成茶包、滷包與藥膳包，讓抓帖方如同上超市選購商品一樣直覺又方便。

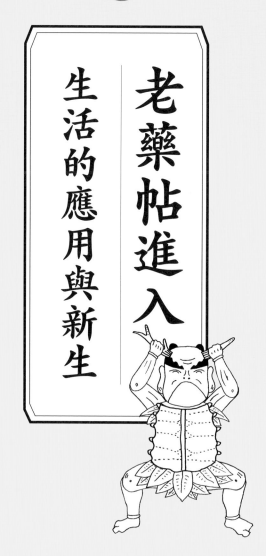

番外

老藥帖進入
生活的應用與新生

你是否還找不到走進老藥房的理由？
當陌生的藥帖都還未組成一包包商品，藥材還各自散落深
藏在木櫃子裡，而你也有點膽怯於開口詢問⋯⋯ 這裡提供
幾個趣味的入店開場白、抓藥起手式，你會發現想讓老中
藥房進入生活，其實是件容易且有趣的事！

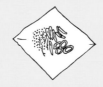

番外 Plus+ 1 │ **抓一帖實用妙方**

Case 1-1 舟車勞頓防暈帖

Case 1-2 出海搧風暖身帖

Case 1-3 南國曝曬消暑帖

Case 1-4 入山防蚊外用帖

Case 1-5 藝術繪畫顏料帖

番外 Plus+ 2 │ **老店中藥包材圖鑑**

2-1 Practice 摺起來：中藥材的虎頭包包法

2-2 Gallery 攤開來：中藥包材用紙大集合

聞起來涼涼的，
暈車暈船就靠它了！

舟車勞頓防暈帖

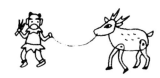

帖方提供◎裕峰中藥房、整理撰文◎劉怡青、攝影◎張國耀

高雄市行政區狹長，從最北的湖內走縱貫公路至林園，行車需費時一個半小時以上。過往居民也經常長途跋涉，北至台南、南至屏東一帶經商工作；偶也向東探入深山、淺山，或搖盪在海洋之中。搖搖晃晃的漫長旅途，難免頭暈不適，不妨試試隨身攜帶這帖藥方在身邊，聞一下能舒服點。

無論是縱貫線上的舟車勞頓，或行駛九彎十八拐的山路，這裡提供一帖只消嗅聞就能防暈止吐的外用妙方，內含木香片、薄荷腦、藿香、丁香、薄荷、白芷、砂仁。

木香片為菊科植物木香乾燥後的根，能緩解腹脹、止吐；薄荷腦能帶來清涼感與芳香，可舒緩頭痛；其中長相相似的藿香與薄荷，則個別有祛暑、化濕、止嘔，以及消炎止痛的作用。而丁香能緩解腸胃不適、促進排氣；白芷芬芳，且能引經其他藥氣至顏面的肺胃經（鼻子、額頭處）；砂仁亦能止嘔止瀉。將這些藥材打成細粉，裝於小布袋中隨身攜帶，透過嗅聞，即能緩解長時間乘車或乘船的不適感。

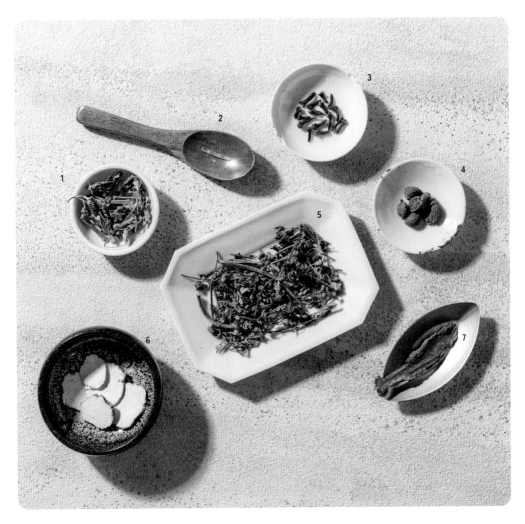

舟車勞頓防暈帖 材料：

1｜藿香、2｜薄荷腦、3｜丁香、4｜沙仁、5｜薄荷、6｜白芷、7｜木香片。

小撇步：

每項藥材準備約 1-2 錢，薄荷腦少量，磨碎後裝袋可隨身攜帶、嗅聞。（蠶豆症患者需留意不可使用薄荷腦）

燉一隻雞煮成熱湯，喝一碗身體就暖

出海搧風暖身帖

帖方提供◎裕峰中藥房、整理撰文◎劉怡青、攝影◎張國耀

行經海線，有工業區的大船入港，亦有漁船出航。只是站在堤岸邊，仍可以感受到海風陣陣。即便是四季皆有暖陽的南國港都，在入冬後仍可感受到由海吹入內陸的刺骨寒風。何不燉一鍋湯，暖你一整個冬季？

出海搧風暖身帖的藥方，內含一般常見的十全大補帖；再加上枸杞與紅棗兩味，適合燉肉煮湯，在寒風陣陣的冬季煮一鍋來喝馬上就能讓身子暖和起來。在使用的藥材中，包含補氣典型帖方「四君子」的黨蔘、炒白朮、茯苓與甘草，以及四物藥材當歸、熟地黃、炒白芍與川芎。其中當歸與川芎具有活血功效，熟地黃能補血滋陰，炒白芍則能養血、黨蔘增強免疫力。而使用紅土炒過的白朮，由於脾胃屬土，能補氣健脾。

除此之外，沿海城鎮裡居住著許多跑船的船員，在海上作業易受風寒，因而還另可加入骨碎補、杜仲與桂枝，能提升免疫力、健胃祛風；最後再添些輕盈、形狀似腎臟的木蝴蝶，將效用帶起。這帖方子，是小港許多在地居民在海風陣陣之中，生活、打拼的抗寒食補撇步。

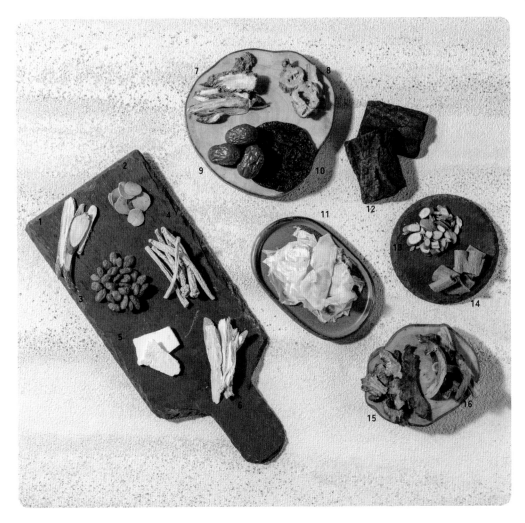

出海搧風暖身帖 材料：

1｜甘草、2｜炒白芍、3｜枸杞、4｜黨蔘、5｜茯苓、6｜黃耆、7｜當歸、8｜炒白朮、9｜紅棗、10｜熟地黃、11｜木蝴蝶、
12｜杜仲、13｜桂枝、14｜肉桂、15｜川芎、16｜骨碎補。

小撇步：

每項藥材準備約 1-2 錢，可燉煮一整隻雞或其他肉類成暖身的熱湯，藥材皆可久煮。

自煮一壺好喝又天然的抗夏漢方飲料

南國曝曬消暑帖

帖方提供◎裕峰中藥房、整理撰文◎劉怡青、攝影◎張國耀

「好熱！好熱！」是大部分人對港都的第一印象。赤炎的夏日，除了冷氣房之外無處可躲，但又可惜了這座有漂亮海景、大道，可沿港散步的城市。人手一杯手搖飲料，成南國標準抗夏配備，但這裡還有一種更天然、健康的選擇。

煮一壺觸手可及的涼快放冰箱，讓漢方滋味的飲料隨時喝得到。這帖消暑涼茶內含薄荷、胖大海、麥冬、夏枯草與整顆羅漢果，約百元就能煮出兩大壺好喝的涼茶，裝罐存於冰箱成夏日最有力的天然補給。

使用的草藥材中，薄荷的涼，能潤喉、退發炎；常見於 KTV 的熱飲胖大海，能潤喉清熱，是許多人歡唱時的良伴；而夏枯草能清肝火、麥冬則可潤肺滋陰。當然，好喝還是很重要！為了消除一般人認為中藥就是不好入口的印象，加入一顆羅漢果，不但能潤喉、清熱，還增添了一點甘味。

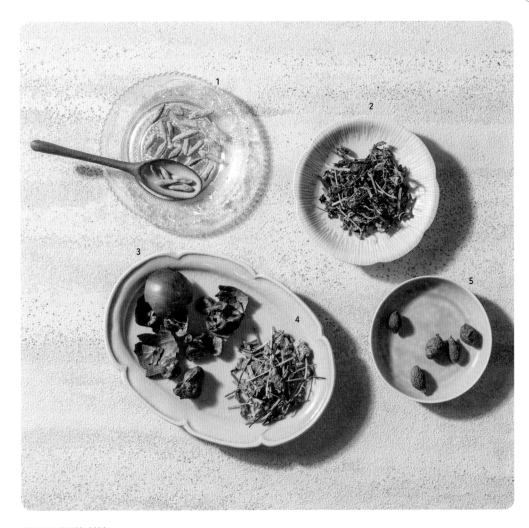

南國曝曬消暑帖 材料：

1 ｜麥冬、2 ｜薄荷、3 ｜羅漢果、4 ｜夏枯草、5 ｜胖大海。

小撇步：

每項藥材準備約 2 錢、麥冬 3 錢、羅漢果一顆剖開；以 1500-2000cc 的水放入除薄荷之外藥材，煮滾後待約 5-10 分鐘再加入薄荷悶約半小時。放冷即可飲用，亦可存放冰箱更加消暑。（胃寒者或經期前後不建議飲用）

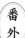
隨身配戴抗叮咬，
蚊蟲最怕這一味！

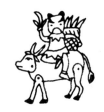

入山防蚊外用帖

帖方提供◎裕峰中藥房、整理撰文◎劉怡青、攝影◎張國耀、拍攝藥材提供◎宇泰中藥行

不想浪費南國的晴朗天氣，許多人會帶小孩到山區或戶外
踏青、露營。然而靠近傍晚，野外蚊蟲自然也多了起來，
但又擔心使用化合物製成的防蚊液對自然環境或孩子敏感
的身體都不好。或許也可以試試這款純天然藥材製成的防
蚊包！

與防蚊液需噴抹在身上不同，手工製作防蚊包可以配戴在身上，又或懸掛於帳篷外側，
自然飄香，外袋還可重複使用。

中藥防蚊包中內含：藿香、丁香、艾葉、紫蘇葉、石菖蒲、薄荷、白芷，以及少許金銀
花，另也可加入香茅使用。這些中藥材皆屬芳香化濁，含有蚊蟲討厭的揮發性精油，因
而可以達到驅蚊的效果。除了混合後裝入小袋內可做防蚊包用，打成粗末後浸泡酒精一
至兩週，亦可以作為防蚊液使用。成分天然，不過由於金銀花有些蠶豆症患者不可接觸，
因此給小朋友使用時建議可減少這一項藥材。

而使用一段時間後若覺得味道變淡，可將香包拿去太陽下曝曬或微波加熱，味道可稍稍
恢復喔！

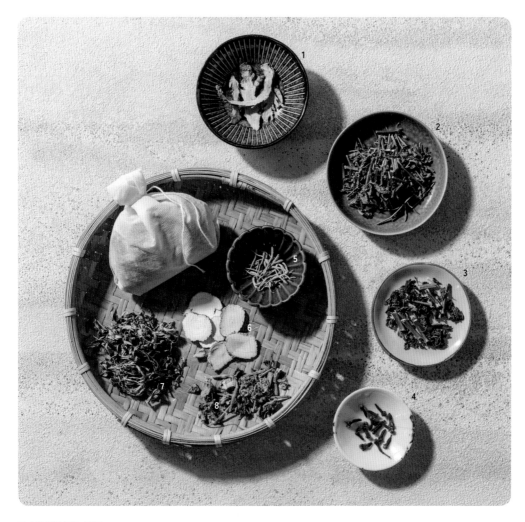

入山防蚊外用帖 材料：

1｜石菖蒲、2｜薄荷、3｜紫蘇葉、4｜丁香、5｜金銀花、6｜白芷、7｜艾葉、8｜藿香。

小撇步：

每項藥材準備 1-2 錢，混合後裝入布袋即可當作香包使用。香包氣味散盡後若要物盡其用，可把香包泡在煮沸後的水中 5-10 分鐘，拿來拖地。（蠶豆症患者需留意不可使用金銀花，可以香茅取代）

雄黃、青黛、赭石……
能拿來畫畫的礦物藥材

藝術繪畫顏料帖

撰文◎鍾舜文、攝影◎許豐凱・劉怡青

「老闆，我可以看一下青黛嗎？」
「老闆，我可以看一下雄黃嗎？」
「那個…胭脂也麻煩一下！」
「請問你們有赭石嗎？」
沒想到來中藥行，也能找到礦石與顏料……

出門看見一些事物，總是想著「這好像可以拿來畫畫用」，膠彩創作者尋找用具與顏料的職業病，在接連訪問老中藥房的時候，自然就開口問老闆了。許多藥材除了在中醫裡有著醫療功效，亦是東方繪畫媒材——水墨與膠彩中常見的顏料。這些顏料在藥材裡，有的是植物性，如青黛、藤黃、胭脂、梔子、五倍子等；有的則是礦物，如赭石、雄黃、活磁石、石英、陽起石等。

採訪過程中，第一個遇見的藥材顏料是青黛。粉末極為細緻的青黛，是傳統藍染所使用的染料，來自於草本植物馬藍、菘藍、木藍、蓼藍、草大青等莖葉裡的色素，材料在加水煮製取的過程，會因為濃度差異而有顏色上的差異。於是，此次在不同藥房收集到的青黛，有深沉的藍色，也有顏色稍淺微微偏綠的藍。走一趟中藥房，除了買些四物、八珍補補身子之外，還可以順道補補工作室裡的顏料，是一舉兩得的事。

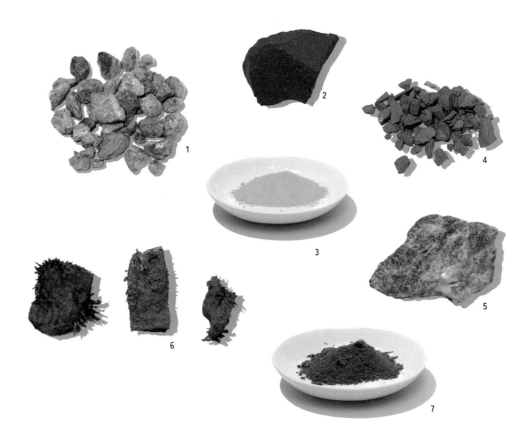

1 陽起石 | 由於含鐵質呈現淡綠色。早期被認為有溫腎壯陽的功效，但由於會產生後遺症，現代中醫幾乎已不使用。

2 赤石脂 | 含有水硅酸鋁，早期做止瀉用。呈現粉紅陶土色，磨成粉後可做顏料、油漆塗抹裝飾房屋。

3 雄黃粉 | 硫化物類礦石，早期做蛇蟲咬傷解毒用。質地鬆脆，磨成粉後呈現橘紅色，顏色飽滿鮮明，因而常被作為顏料使用。

4 代赭石 | 氧化物類礦物赤鐵礦，適用於止嘔、降氣。顏色近似暗棕或灰黑色，磨成粉末後亦可以當顏料使用。

5 紫石英 | 《神農本草經讀》列為上品藥，多用於溫補腎陽、暖子宮及安神等。研磨成粉後可作為由飽和至粉紫色的顏料使用。

6 活磁石 | 不同於「死磁石」，活磁石能吸鐵，上頭吸附碎小的粉狀物稱為「磁毛」，過去針對暈眩、耳鳴或失眠等症狀使用。

7 青黛粉 | 粉末極為細緻的青黛，是傳統藍染所使用的染料，來自馬藍、菘藍、木藍、蓼藍等草本植物莖葉裡的色素。

2-1 Practice 摺起來

手把手教學！
十步驟包一帖傳承

中藥材的虎頭包包法

插圖◎傅文豪、整理撰文◎劉怡青、特別感謝◎重德堂蔘藥行、裕峰中藥房摺法指導

在夾鏈袋、密封機還不普遍的年代，中藥材多是以紙張包裹，且不需要任何一條繩線或黏膠就能打包封起。這項傳統的包藥材法稱為「虎頭包」，就讓我們請教老藥房的老闆們，十個步驟手把手教學！

1

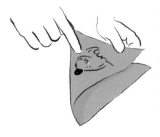

拿起一張藥材紙，將有圖案或粗糙的一面朝下，紙張兩對角對摺時，確保想露出的圖案出現在右手邊。如紙張有光滑面，以光滑面接觸藥材可避免粉末沾黏。

2

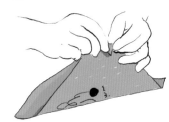

在紙的中央放入要包裹的藥材後，抓起自己身體對側和靠近身體這側的兩個紙腳，上提後向下摺捲三到四次。

3

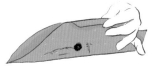

順著摺捲的方向，抓牢，向下摺疊壓實後以左手先固定住。

4

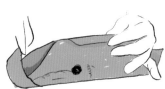

此時，左手稍微抵住洞口防止藥材掉出，再略略抬高右側紙角，讓藥材集中至左側。方便下一步驟摺疊收攏右側紙角。

5

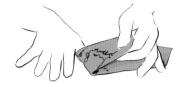

右手將右側紙角由紙張三分之一處（或貼緊藥材）向左收摺，壓緊。整理紙張，讓想露出的圖案清楚呈現。

6

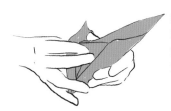

接著，相同步驟，略略抬高左側紙角，讓藥材集中至右側，方便收攏左側紙角。

7

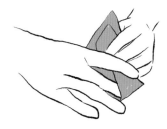

左手將左側紙角，由紙張三分之一處（或貼緊藥材）向右收摺，左右紙角疊合後整理出形狀。

8

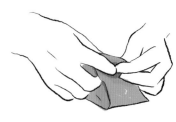

雙手抓牢疊合後的紙角，往左側（想露出的圖案對側）向下摺捲三到四摺直到能貼緊藥材。

9

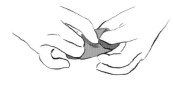

最後，稍微 90 度旋轉包材，將其中一側突出的紙材折塞入摺角產生的縫裡，即能固定。

10

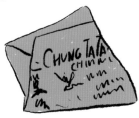

完成！不過每家中藥房的摺法略有差異，也有些老店會同時將兩側突出的紙材都摺塞入縫裡，以求視覺上的對稱。

為越來越少見的傳統留影

中藥包材用紙大集合

攝影◎張國耀、整理撰文◎劉怡青

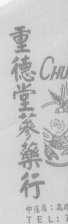

紅紙隱含著早日康復的祝福

在包裝規格化的機器普及以前，小時候吃的西藥也多是用紙張摺包。平時吃白包，發燒時才會吃紅包。但中藥行的包材紙卻多是以粉紅色為主，為什麼呢？重德堂蔘藥行老闆分享，這原來也有南北差異！台灣南部一帶的老藥房會選擇以粉紅色紙張包藥，是因為：「生病都這麼苦了，那就用點喜氣的顏色吧？」似乎也蘊含著早日康復的祝福。

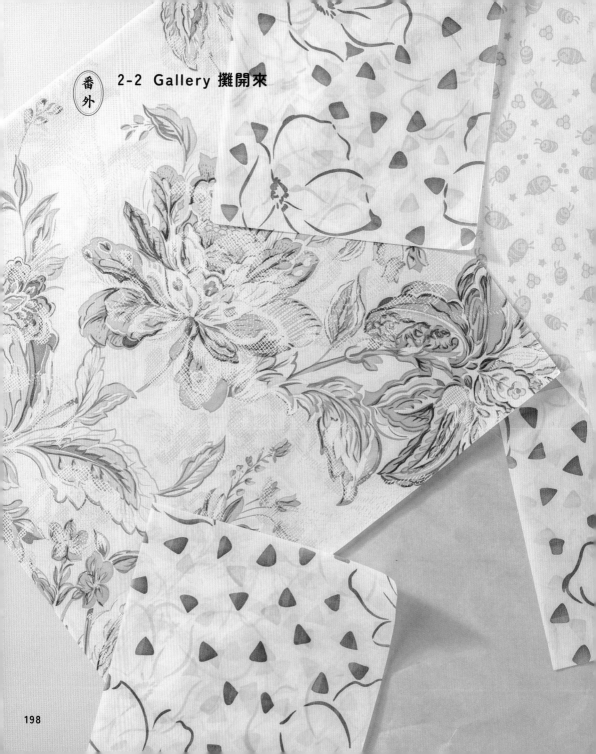

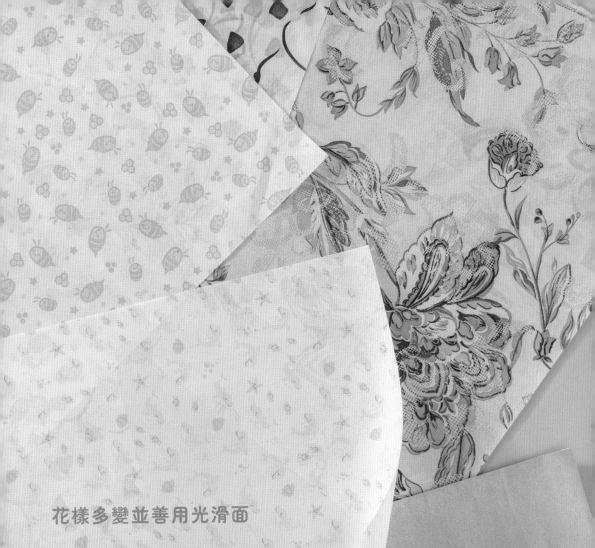

花樣多變並善用光滑面

隨時代演進,包藥材紙的花樣也越來越多變,許多新式的紙材不但圖
樣豐富、可愛,也會設計有一面較為光滑。裕峰中藥房老闆說,他們
並不會特別選圖樣,而是廠商提供什麼就用什麼,只要告知廠商需要
什麼尺寸即可。也因而每次送來都不一樣!而較厚磅、同樣一面粗糙
一面光滑的牛皮紙則多拿來抓備藥材使用,光滑面不易髒,厚磅數也
較能重複使用不損壞。

附錄

誌店的人
採訪、攝影、繪圖團隊群

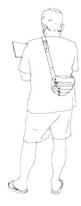

插畫／

林建志

藝術工作者，2011 年因緣際會斜槓到書本插畫，這些年持續產出插畫和地圖。近期作品見《跟著俊賢去旅行》地圖繪製、《會呼吸的土團屋》繪本插畫、繪製《尋找曾文溪的 1000 個名字》展曾文溪流域地圖。現居台南市。

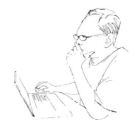

採訪撰文／

蘇福男

高雄茄萣白砂崙人。非典型媒體記者／電台主持人／社造輔導老師。年少放棄賺大錢的熱門工業學科，立志當記者，人生精采際遇可寫成一本書。走跳新聞江湖逾 33 年，是自由時報最資深的地方記者，堅守老派新聞核心價值，擅長報導社區人情趣味故事。出版有《高雄，慢・漫遊》等十多本高雄書，持續不懈採訪書寫中。

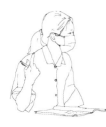

採訪撰文／

林芷琪

高雄燕巢人，耕文織夢，對世界好奇，喜歡文字和聲音，用聽寫故事擺渡時空，有合著作品：民俗植物繪本《飯甑波的滋味》、老照片故事《回望二十世紀的美濃》。

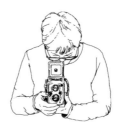

採訪撰文／

朱珮甄

高雄人、島內微移民者，喜好以文字與影像記錄生活所有遇見，經營實體書店「日閱書局」，希望以空間為媒介，持續探索有趣的生活事物。另設「日常人文探索工作室」，為獨立出版社。

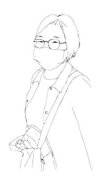

採訪撰文 /

儲玉玲

繪本創作者。自 2018 年起參加「書店裡的手製繪本展」，每年創作並巡迴展出手製繪本。出版作品有林建志繪圖的《會呼吸的土團屋》，還有和妹妹儲嘉慧共同創作的兩本台文繪本：《熱天的時陣》、《咱的日子》。

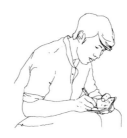

採訪撰文 /

江舟航

六龜人，穿梭於產地、廚房、文化場域、書店及校園的跨域料理人，透過食農課程及菜市場小旅行推廣在地飲食文化。2020 年起駐於左營建業新村，執行「舊城飲食的回溯與創新計畫」。個人著有《土文青、洋菓子：書店頂樓的甜點師一書》。

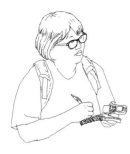

採訪撰文 /

謝欣珈

台中人，現居美濃。喜歡唐揚雞，最好要灑辣粉。也喜歡雞蛋，泡麵沒有加蛋不行。雞腿當然最好吃，最近可以接受舒肥雞。鹽酥雞必點炸雞皮，會把雞腳啃得非常乾淨。

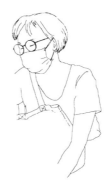

採訪撰文 /

林佩穎

有一隻貓，寫夢的日記，工作室在港邊。

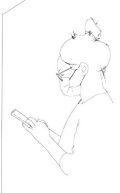

採訪撰文 /

曾愉芬

高雄人，過去一段時間曾在異地求學生活，返鄉後因投入哈瑪星新濱老街保存運動，進而接觸到社區參與及文化保存領域的工作。

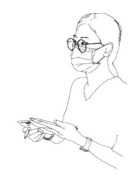

採訪撰文 /

羅莎

高雄人，大學讀中文，碩士讀兒文，熱愛文字，熱愛創作，熱愛插畫，致力兒童作文教學工作已十年。曾出版兒少小說《狗狗的守護者》、《彩虹下的微笑》、長篇童話故事《少年傑森冒險記：雷弗島》等書籍，並曾獲國軍文藝金像獎社會組短篇小說獎。

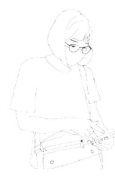

採訪撰文 /

楊路得

港都女兒。在科技公司當上班族十多年，為孩子拾筆寫作，偶然間得了獎。乙級廚師、法務部監獄作文比賽評審、經濟部優良市集評審。寫了《戀食人生》（合著）、《新港都‧舊食光》、《Bonjour，菜市場》、《台灣味菜市場》、《味蕾中的靈魂》等書。

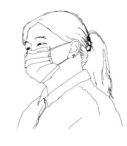

採訪撰文 /

謝沛瑩

定居高雄的嘉義人，偶爾懷念白醋涼麵。養一隻貓。想寫出嚴肅卻有溫度的文章，但沒三句就開始搞笑。

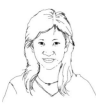

採訪撰文 /

陶依玟

高雄人，生於斯，長於斯，求學念書於斯，生活工作皆於斯。中山大學企管系畢業，曾任《大成報》、行政院莫拉克颱風災後重建推動委員會記者。

攝影 /

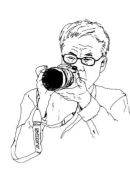

李阿明

1959 年生，國立藝專畢業。
自由、中時、聯合報系等紙
媒攝影記者與主管，著有
《這裡沒有神：漁工、爸爸
桑和那些女人》、《這裡沒
有夢：逆父、不肖子和潛行
者》等。

攝影 /

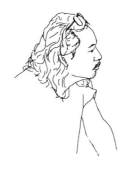

余嘉榮

高雄梓官赤崁人。曾參與
921 地震原鄉重建、三義舊
山線環境教育、莫拉克風災
文化培訓以及台南、高雄的
社區營造工作。2011 年與
夥伴創辦《透南風》雜誌，
開始專注田野調查、攝影寫
作，期盼從最人性、最在地
的觀點，努力書寫台灣的風
土美好。

攝影 /

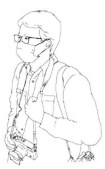

盧昱瑞

高雄人，畢業於台南藝術大
學音像紀錄所，以捕捉影像
為志業。2005 年開始拍攝
紀錄片，題材大多圍繞在
海港生活的人，偶爾也關
注老房子和文化資產等相
關議題。

攝影 /

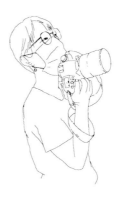

鍾舜文

來自美濃笠山山腳下，東海
大學藝術學碩士，主修膠彩
創作。愛攝影，斜槓出版了
菸葉人文影像記事《那年·
菸田裡》，並繪製《新版鍾
理和全集》、《鍾鐵民全集》
插圖。2015 年春天，決定
人生將往純藝術創作的路子
走去。

煎一壺時代補帖 高雄30家 老中藥房的故事祕方

文字	蘇福男、林芷琪、朱珮甄、儲玉玲、江舟航、謝欣珈、 林佩穎、曾愉芬、羅莎、謝沛瑩、楊路得、陶依玟、鍾舜文
攝影	鍾舜文、李阿明、余嘉榮、盧昱瑞
插畫	林建志

出版者	高雄市政府文化局
發行人	王文翠
企劃督導	林尚瑛、簡美玲、簡嘉論、陳美英、李毓敏
行政企劃	林美秀、張文聰
地址	高雄市苓雅區五福一路 67 號
電話	（07）222-5136
官網	www.khcc.gov.tw

編印	裏路文化有限公司
發行	遠足文化事業股份有限公司（讀書共和國）
主編	董淨瑋
執行編輯	劉怡青
封面、內頁設計	傅文豪
內頁修校	藍天圖物宣字社
商品、中藥材攝影	許豐凱、張國耀
地址	新北市新店區民權路 108-3 號 8 樓
電話	（02）2218-1417
傳真	（02）2218-8057
Email	service@bookrep.com.tw
客服專線	0800-221-029

共同出版	高雄市政府文化局・裏路文化有限公司
出版日期	2023 年 12 月初版
定價	420 元

國家圖書館出版品預行編目 (CIP) 資料

煎一壺時代補帖：高雄 30 家老中藥房的故事祕方 / 蘇福男，
林芷琪，朱珮甄，儲玉玲，江舟航，謝欣珈，林佩穎，曾愉芬，
羅莎，謝沛瑩，楊路得，陶依玟文字 . -- 初版 . -- 高雄市：高
雄市政府文化局出版；新北市：遠足文化事業股份有限公司
發行，2023.12
208 面；17×20 公分
ISBN 978-626-7171-84-4(平裝)
GPN 1011201935

1.CST: 中藥 2.CST: 藥局 3.CST: 高雄市

414.92   112021439